抗癌瑜伽

全·圖·解

收錄25種

最適合癌友的瑜伽動作，
改善癌症帶來的痛苦！

大野真司、片岡明美、森田幸代
新倉直樹、岡孝和、土岐惠美
新見正則、岡部朋子——著
劉格安——譯

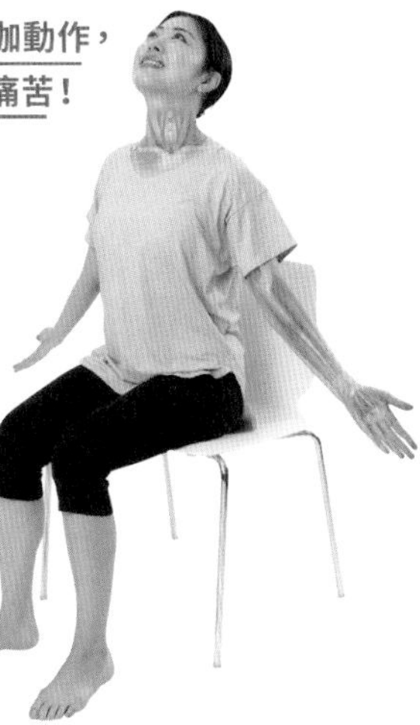

がんとたたかう最高のヨガ大全

作者序

從瑜伽開始，減輕癌症帶來的痛苦

不知是否有很多人看到這本書的書名後心想：「癌症跟瑜伽究竟有什麼關聯？」其實瑜伽是很適合推薦給癌症患者的一種自我照顧（self-care），據信有助於減輕患者的身心痛苦，讓每天的生活過得更舒適。

●

患者的「患」字從字面上來看，是一根竹串插在心上，任何被診斷出癌症的患者，其精神上的苦痛都是難以衡量的。罹患癌症者不僅是在得知罹癌之後而已，即使在治療中或治療結束後，依然會長期處於各種壓力之下。此外，即便是為了治病，也有不少人因為癌症治療的副作用而承受身體上的痛苦，進而降低日常生活的品質（Quality of Life，簡稱QOL）。

以往的醫療發展是以治療疾病為主，病患的精神層面或日常生活從來就不是醫療的重點。最近在治療癌症的同時，也逐漸開始重視患者的心理照護，因為很明顯地，伴隨癌症而來的各種壓力會侵蝕患者的身心，對癌症治療或日常生活，帶來各式各樣的負面影響。

「瑜伽」就是一種受到矚目，且適合癌症患者的心理照護法。事實上，近年來有許多關於瑜伽的醫學驗證，而研究資料清楚顯示，**瑜伽能夠減輕癌症患者的身心痛苦**。

本書依據科學的證據，介紹瑜伽對癌症患者的效果。負責解說的是每天都在接觸癌症患者的七名醫師，其中也包含筆者本人。我們這七名醫師在以現代醫療面對疾病之餘，也透過各種形式將瑜伽納入診療中，以期能夠盡量減少患者的煩惱或焦慮。

另外，本書第五章也介紹了具體的瑜伽動作。雖然統稱為瑜伽，但還是有許多不同的種類，這次請到針對患者推動瑜伽運動的日本瑜伽醫學協會代表理事岡部朋子老師，指導專為癌症患者設計的瑜伽。

●

說到瑜伽，大家或許會聯想到像修行僧那樣盤腿冥想的畫面，所以不知是否因為這樣，似乎有很多人以為如果要練習瑜伽，「體力好像要很好」或「我可能做不到」。

●

不過，各位只要看過第五章就知道，抗癌瑜伽（專為癌症患者設計的瑜伽）是由簡單的動作所構成，不會造成患者的負擔。**當然過程中絕對不能夠勉強，但無論是在治療前、治療中或治療後的各階段都可以進行**，但凡因為癌症造成的身心失調而煩惱者，請務必親自練習看看。

●

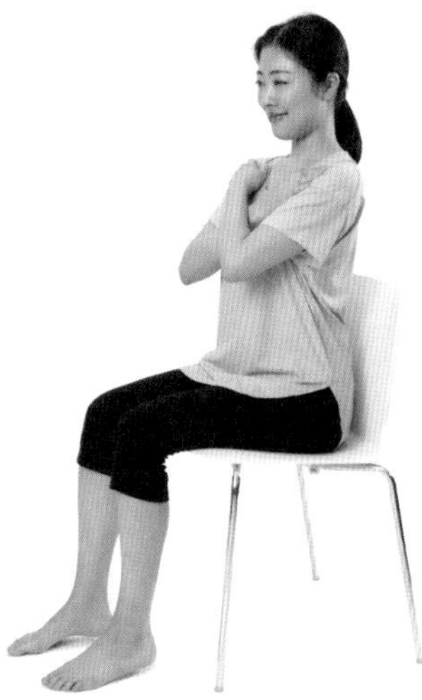

作者序　從瑜伽開始，減輕癌症帶來的痛苦

市面上有許多與癌症有關的書籍，不過本書可能是第一本從瑜伽的角度出發，聚焦於癌症患者心理層面的書籍。衷心祈願本書能夠幫助更多癌症患者，消除心中的煩惱。

癌症研究會有明醫院副院長暨乳房中心長　**大野真司**

目次

第5章

做瑜伽要量力而為，請從呼吸法開始練習，在棉被或椅子上進行皆可

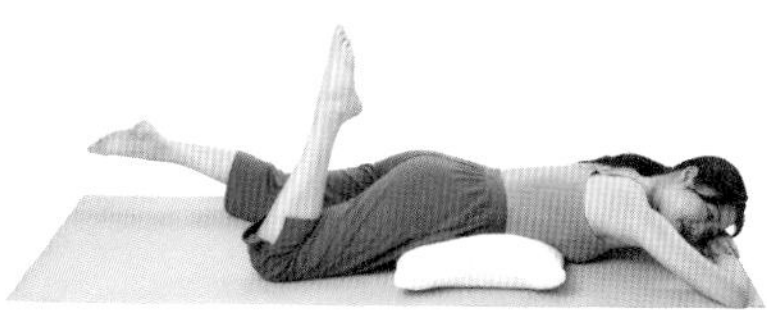

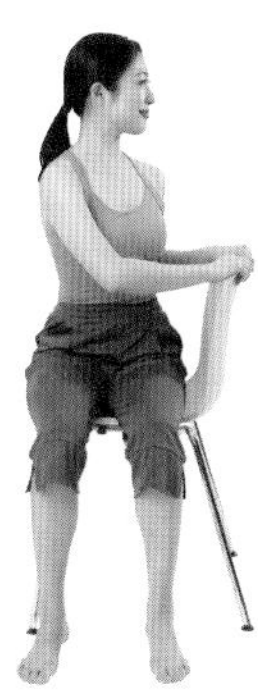

第7章

關於抗癌瑜伽，QA大解答！

序章

癌症如今已能治癒，
但精神上的衝擊，
對治療仍可能產生負面影響

癌症已非不治之症，醫學的進步使存活率大幅提升

罹患癌症的人數正逐年增加，據說有五〇％以上的日本人，也就是每兩人中就有一人，一輩子會得一次癌症，可見癌症已非特殊疾病，是任何人都可能罹患的常見疾病。

癌症在一九八一年取代腦血管疾病，成為日本人的死因第一名，而且從那之後一直蟬聯至今。根據日本厚生勞動省的「令和元年（二〇一九）人口動態統計」顯示，癌症造成的死亡人數為三十七萬六千四百二十五人，相當於占日本人死因的二七．三％（圖一）。換算下來，平均每三人就有一人死於癌症。認知到這樣的狀況以後，或許會覺得癌症完全就是一種「不治之症」。（編按：癌症在台灣亦是國人十大死因的第一名。）

不過，有一項資料可以否定這一點，那就是五年存活率＊。若檢視日本國立癌症研究中心所做的調查可知，全國癌症的五年存活率正在逐年上升中（圖二）。女性癌症中

＊ 正式來說是五年相對存活率，即癌症者的五年後存活比例，與全體日本人五年後的存活率之比較。

最多的乳癌為九二・三％，至於前列腺癌更是達到九九・一％。存活率上升最主要的理由可歸功於診斷技術與治療的發展。伴隨著醫學的進步，據說今後的存活率還會再進一步提升。

當然癌症的種類或分期也是影響因素之一，**不過如今癌症已成為治癒率高的疾病，而不再是一種「不治之症」了。**

（大野真司、片岡明美）

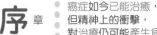

圖 1　從主要死因別看死亡率的變遷

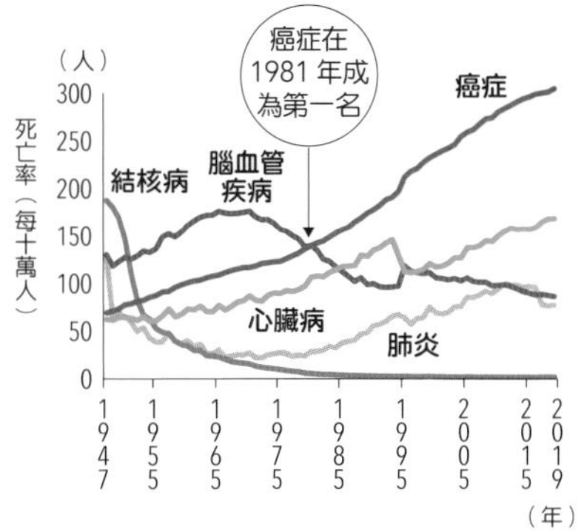

出處：厚生勞動省「2019年人口動態統計」

圖 2　全國癌症5年相對存活率的變遷

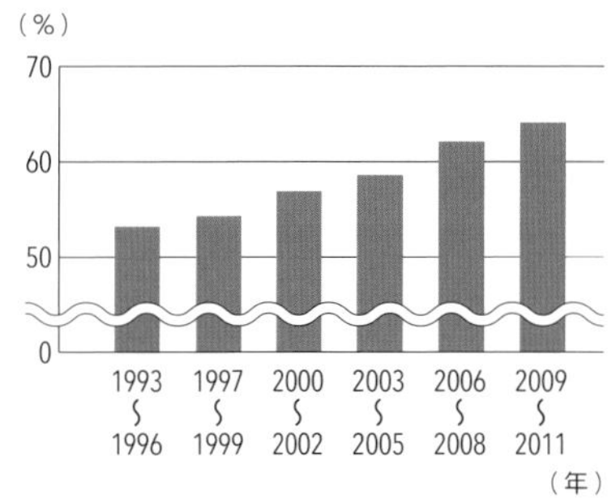

出處：全國癌症罹患追蹤統計2009～2011年存活率報告（日本國立研究開發法人國立癌症研究中心癌症對策情報中心，2020）
獨立行政法人國立癌症研究中心癌症研究開發費〈地域癌症登錄精確度提升與活用相關研究〉平成22年度報告書

不少人因為精神上的衝擊過大，無法接受治療

儘管隨著醫學的進步，癌症存活率正逐年上升，但被宣告罹癌的患者依然會受到很大的衝擊。

過去在癌症還被稱為「不治之症」的時代，直接向本人宣告罹癌的情況並不常見。不過時至今日，宣告癌症已經變成基本事宜，因為患者若能了解自己的疾病，將帶來各種好處。另一方面，由於世人對於「癌症＝不治之症」的觀念依然很強烈，因此被診斷出癌症的患者，大部分都會意識到自己可能會面臨死亡一事，並被強烈的恐懼感或絕望感侵襲。此外，即使經過手術或藥物治療獲得緩解，依然有不少人過著提心吊膽的日子，擔心「會不會轉移」或「會不會復發」。

於是，癌症患者從宣告後到治療，將長期面對各式各樣的壓力。

序章 癌症如今已能治癒，但精神上的衝擊，對治療仍可能產生負面影響

癌症患者經歷過的煩惱

2013 年的件數＝10,545 件

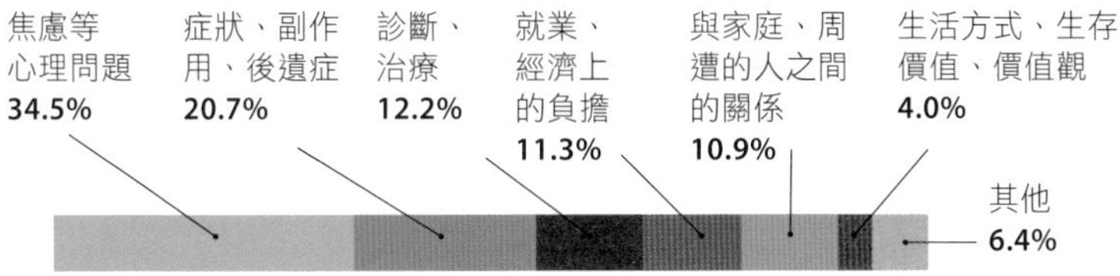

出處：依據癌症經歷者的煩惱或負擔等相關實態調查報告書《面對癌症的 4,054 人的聲音》（「癌症的社會學」相關研究團體）所改編。

實際上，在二〇一三年實施的癌症經歷者的煩惱或負擔等相關實態調查中，「焦慮等心理問題」占整體煩惱的三四．五%，例如「心情常起伏不定」、「只要身體出現一點狀況，就會擔心是否又復發了」、「接下來不知道會發生什麼事」等，清楚顯示出，其實有很多癌症患者內心正承受著痛苦。

焦慮或恐懼感也會對治療造成負面影響，因為一旦因焦慮或恐懼而使人陷入抑鬱狀態*，很多人會變得無法積極接受治療。例如有報告顯示，在乳癌手術後需要進行化療的情況下，一般約有九二%的人可以接受，但有抑鬱症狀者，卻只停留在約五一%的比例。這表示有不少患者在精神上受到莫大的衝擊，導致連難得的治療機會都無法接受。

（大野真司、片岡明美）

＊持續感到心情沮喪或憂鬱等症狀。

事實上，有半數癌症患者受「失眠」所苦

罹患癌症所帶來的精神衝擊，會對日常生活造成種種負面影響，其中之一就是「失眠」。

患者之中有不少人在罹患癌症之後，便開始夜不成眠。據說有二〇％至五〇％的癌症患者，皆飽受失眠所苦。此外，**也有報告顯示一旦罹患癌症，失眠的機率就會提高約兩倍**。不知道在各位讀者當中，是否也有很多人受失眠所苦？在癌症治療前或治療中，經常會因為「接下來不知道會發生什麼事」而受到焦慮感侵襲。治療後恐怕也會不停地擔心轉移或復發問題。

由於白天會看到或聽到周圍的各種資訊，同時也有許多該做的事情，所以焦慮的情緒或許不太會占據思緒。

不過到了要在無聲也無光的黑暗中度過的夜晚，周圍的資訊量會變得遠遠少於白天，內心的煩惱也會在腦海中揮之不去。然後思緒不斷朝著不好的方向延伸，內心也愈來愈焦慮。結果就是變得難以入睡、在半夜或清晨醒來，或是沒有睡飽的感覺，陷入失眠的困擾中。

若以癌症患者的情況來說，有時不僅是精神上的壓力而已，連癌症所造成的疼痛、噁心、呼吸困難、腹瀉、發燒、發癢等身體上的壓力，也會成為干擾睡眠的原因。

若持續處於失眠狀態，白天就會覺得頭腦昏沉，無法集中精神或注意力下降，也會更常感到焦躁不耐，或是早上起床時全身倦怠。此外，失眠也是提高憂鬱症發病率的原因之一。

由於失眠也會影響癌症治療，因此必須特別注意。有報告指出，**長期睡眠不足的癌症患者所感受到的疼痛，比睡眠充足的患者更為強烈，或是更加難以忍受某些治療。**

（大野真司、片岡明美）

每三名患者，就有一人陷入「憂鬱狀態」

除了失眠，還有一個很常見的問題是「憂鬱狀態」。也有報告指出，**每三名癌症患者中，就有一人有精神上的健康問題**。

據說被宣告罹癌的患者，內心會經歷三階段的變化。

在宣告後一週左右的第一階段，因為受到強烈衝擊，有些人腦中會一片空白，完全無法思考，有些人會認為「是不是哪裡搞錯了」而不願承認，也有些人會感到憤怒，覺得「為什麼會是我得癌症」。

接下來會進入所謂暫時變調的第二階段，經常出現沒有食慾或專注力下降等身心失調狀況，或時而焦慮時而悲傷，或是對現實感到失望。

再經過兩週左右，會迎來適應期的第三階段，此時慌亂的心情開始逐漸冷靜，慢慢

癌症患者的心境變化

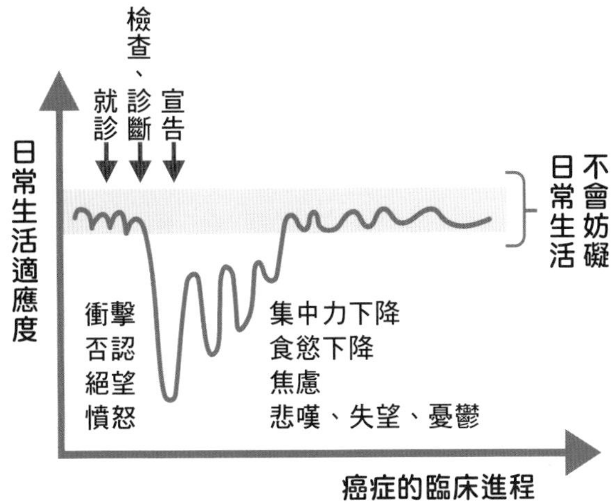

出處：e-healthnet（日本厚生勞動省）著作《癌症與心理》

能夠接受並準備面對癌症。

不過，有些患者可能遲遲無法脫離第二階段，因而陷入食慾不振、失眠、憂鬱狀態，對生活造成「適應障礙」，或者也有不少人因此罹患比這些症狀更嚴重的「憂鬱症」。根據日本國立癌症中心的報告顯示，有三五%的癌症患者有適應障礙，有一七%罹患憂鬱症。

人一旦陷入憂鬱狀態就會變得無精打采，只想躲在家裡，甚至成天賴在床上。**如果不活動身體，體力會顯著下降**，也會出現影響治療的狀況。（大野真司、片岡明美）

善用醫療機構的資源，學習與焦慮共處

有不少患者因為診斷出癌症而承受巨大壓力，飽受失眠或憂鬱狀態所苦。最近則出現許多可抒發焦慮情緒，或提供諮商的服務管道，例如「都道府縣癌症診療合作據點醫院」或「地區癌症診療合作據點醫院」等緩和療護團隊，就有聘請專門為癌症患者提供心理照護的醫師、心理師或護理師等。

說到緩和療護，或許很多人的印象是專門替患者緩解癌症末期的身體疼痛，但實際上不僅如此而已，連心理上（精神上）的痛苦、社會層面或心靈層面的痛苦（即失去生存意義或價值所造成的痛苦）都涵蓋在內。最近也有報告顯示，**採取緩和療護不僅可以減輕各種痛苦，還能同時進行治療並改善預後情形**，因此一般會建議一旦罹患癌症，最好可以從早期就開始導入緩和療護。

此外，研究癌症與心理問題的學術領域稱作心理腫瘤學（psycho-oncology），於一九七〇年代誕生。最初是考量到治療著重的焦點不該只放在癌症上，也應該多注重患者的想法、生活方式，甚至是家屬的心情，如今日本也有愈來愈多推行心理腫瘤科的醫院。假如目前接受治療的醫療機構沒有心理腫瘤科或緩和療護團隊，也可以詢問各都道府縣癌症診療合作據點醫院的「癌症諮商支援中心」。

此外，也有患者在參加由癌症經驗者所組成的病友會後表示：「跟相同立場的人聊過以後，心情變得比較輕鬆。」「知道該如何去面對了。」病友會的資訊也可透過癌症諮商支援中心取得。（編按：台灣各醫療院所亦設有「癌症中心」，可針對患者需求提供相關服務，請參考頁二二的資料。）

即使利用這些諮商管道，我想有時還是會突然感到很難受。癌症造成的精神負擔非常大，焦慮與沮喪在某種層面上來說是自然反應，不需要勉強自己「要加油」或「要樂觀一點」。**在仰賴專家的同時，也可以泡澡、聽音樂、做點簡單的運動，一邊採取適合自己的放鬆方式，一邊學習與焦慮的情緒共處。**（森田幸代）

＊持續感到心情沮喪或憂鬱等症狀。

提供各式癌症資訊的網站

掃描 QR 碼
即可連至網站

財團法人癌症關懷基金會

https://www.myccf.org.tw/

深入校園、社區、企業推廣「全食物健康飲食運動」，並設立課程教導癌友及其家屬，成為飲食營養照護的高手，學會有利於防癌、抗癌的飲食觀念，降低癌症復發和轉移風險，重獲新生。

財團法人台灣癌症基金會

https://www.canceraway.org.tw/

以「熱愛生命、攜手抗癌」之理念為主，提供許多專門為癌友、癌症家庭所設計的服務，包括急難救助金、營養品補助、假髮租借、居家喘息等各式專業諮詢。

財團法人癌症希望基金會

www.ecancer.org.tw

由一群從事癌症照護的醫療人員、病友、家屬所發起成立之基金會，旨在讓每一個罹癌家庭都能獲得全方位的照護，使其能獲得連續與完整之資訊、支持與資源，進而邁向康復。

財團法人中華民國兒童癌症基金會

https://ccfroc.org.tw/

由一群專業醫護人士所發起，以協助癌症兒童獲得適當之照護，並促進各界對癌症兒童之關懷為宗旨，期望孩子們都可以完成癌症治療的挑戰，帶著笑容面對充滿希望的未來。

那些癌症教會我的事-Cancer

https://www.facebook.com/udncancer

提供各式醫療資訊的臉書交流平台，不定期刊登營養、健康、運動等相關資訊，並歡迎癌友透過平台，分享自己的故事！

第1章

哈佛大學認證！「瑜伽」能消除焦慮、恐懼與憂鬱，培養對抗癌症的精神與體力

瑜伽能輔助治療癌症，已受美國醫界的肯定

不少人在罹患癌症後，就陷入各種壓力中，感到焦慮或沮喪，甚至飽受失眠折磨。對於這樣的患者，我想推薦的就是「瑜伽」。

我從二〇〇九年開始，大約一年四個月的期間，以乳房外科專科醫師身分前往美國德州大學安德森癌症中心留學。之所以選擇這家醫院留學，是因為它在癌症領域是世界頂尖的醫療機構。這趟留學最大的收穫之一，就是與瑜伽的相遇。在日本談到瑜伽，人們依然對其存有民間療法的印象，但在美國卻已成為一種「輔助療法」，相關研究方興未艾。儘管說是一種療法，但瑜伽並不能夠完全治癒癌症。所謂的輔助療法只是在以往奠基於西方醫學的治療中，加入輔助性的醫療行為而已。**以瑜伽來說，通常會與標準治療同步進行，期待能減輕伴隨癌症而來的精神症狀或治療的副作用。**

在美國當地，以安德森癌症中心為首，包括波士頓的哈佛大學醫科專門研究所、哈佛醫學院等眾多醫療機構在內，都有專為患者開設的瑜伽教室，或舉辦包含瑜伽在內的整合醫學（將傳統醫學與已在安全性和有效性上取得高品質證據，且能輔助或替代的相互整合療法。瑜伽也是整合醫學的一種）講座。

在我留學期間，安德森癌症中心正在進行瑜伽的臨床試驗。內容是將乳癌手術後、正在進行六週放射線治療的患者分成三組，分別是每週做三次瑜伽、每週做三次伸展運動，以及什麼也不做的患者，並評比一、三、六個月後的疲勞程度、有無睡眠障礙或生活品質（QOL）等。

二〇一〇年進一步根據這個試驗展開更大規模的臨床試驗，而令我驚訝的是，美國國家癌症研究所（NCI）對這個試驗投入超過四百五十萬美元（約新台幣一億兩千七百萬）的補助款。NCI是美國癌症研究的中心機構，同時也有參與抗癌藥物的研發。瑜伽作為輔助療法的一環，其受矚目的程度可見一斑。

二〇一一年在美國臨床腫瘤學會上，公布了前述臨床試驗結果的報告。試驗結果顯示，相較於什麼也不做的患者，其在放射線治療後所感受到的疲勞程度，瑜伽組與伸展運動組的疲勞程度相對減輕。此處該注意的是，瑜伽組在身體機能或整體健康狀態

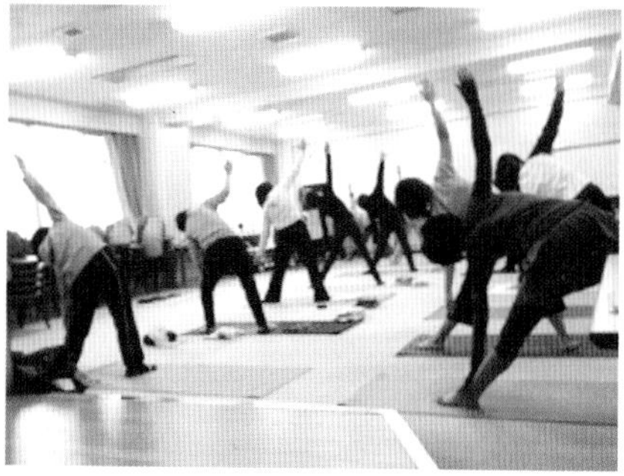

日本東海大學醫院的瑜伽課程

方面，有更多報告顯示有所改善。此外，**做瑜伽者比起其他組別來說，也展現出積極面對癌症所帶來的日常生活變化。**

基於這些可信度高的研究結果，我更加確信瑜伽會對癌症患者帶來種種好處，於是歸國後，我便在任職的大學醫院為乳癌患者開設瑜伽教室。每次約有二十人參加，受到好評，但由於新冠肺炎疫情的擴散，很可惜目前瑜伽教室暫停開放。

瑜伽雖然不能取代癌症治療，卻有助於減輕癌症帶來的壓力症狀，而且只要記住動作，在家也能隨時進行，不管治療前後都能期待效果，因此任何因為癌症而出現焦慮、沮喪、失眠、倦怠等症狀的人，我都希望你能嘗試。

（新倉直樹）

瑜伽由呼吸、冥想與體式所構成，可促進身心平衡

說到瑜伽，或許有很多人的印象是「適合年輕女性」、「看起來很難」或「需要柔軟度」，感覺自己若要做瑜伽，難度很高。

據信瑜伽早在西元前二五〇〇至前一八〇〇年即發祥於印度河流域文明。瑜伽一詞來自梵語的「yuju」（結合），由此可推測，瑜伽的出發點或許是結合身心靈來達到調和狀態。

瑜伽是由呼吸、冥想與體式所構成。針對癌症患者設計的瑜伽（請參閱第五章）不僅是要擺出特定體式，更要透過呼吸、冥想與體式來達到舒緩身心緊張的目的，因此不管男女老幼都能做到，**可以說是調整癌症患者身心平衡，並培養積極生命力的有效方法。**

（新倉直樹）

呼吸法能調節自律神經，減緩焦慮等負面情緒

我們的身體在吸氣時，交感神經（使身心運作變活絡的自律神經）較活絡；吐氣時，副交感神經（使身心運作變沉穩的自律神經）較活絡。在心情穩定的狀態下，自律神經的活動會規律地變動，不過一旦受到焦慮等負面情緒影響時，呼吸就會迅速變得不規則，自律神經的活動也會因為交感神經的緊繃，而打亂原本規律的變動。

此時若採行瑜伽的呼吸法，緩慢而有規律地吐氣，將會刺激副交感神經作用，使自律神經的變動節奏變得規律，同時也能緩和焦慮或抑鬱等負面情緒。此外，罹患癌症等慢性病患者，往往副交感神經的活動較衰弱，心率的變化幅度（心率變異）很低，而**瑜伽呼吸法也有助於使衰弱的副交感神經恢復活絡，讓心率變異接近正常值。**（岡孝和）

冥想能調適內心想法，減少癌症帶來的心理束縛

瑜伽的冥想具有調適「心理」的作用。人在心情沮喪時，對任何事情往往抱持著悲觀與否定的想法，更不用說有不少癌症患者隨時都在想著有關癌症的事，對未來的焦慮或後悔等情緒占據了所有意識。

瑜伽冥想的第一步，就是專注於自己當下的身體狀態或呼吸。如此一來，意識就能擺脫焦慮或後悔（亦稱去中心化），客觀地檢視自我，並且更容易放大視野，找到新的解決方案。實際上，腦部影像的研究已經證實，人在感到焦慮時會活化大腦中的杏仁核，並隨著持續冥想而逐漸降低活性。此外，透過腦科學研究已知，**進行冥想也會讓人產生感激或體諒的心情**。

（岡孝和）

體式可促進血液循環，
幫助恢復體力

瑜伽的體式具有調整身體的功效，採取各種體式可以舒緩緊繃的肌肉，更容易改善身體僵硬，進而促進血液循環，讓營養或氧氣更方便輸送到全身上下，達到舒緩疲勞或恢復體力的效果。

此外，在壓力狀態下會大量分泌皮質醇（由腎上腺分泌，並用來應付壓力的荷爾蒙。若分泌量緩慢增加，有可能招致壓力性疾病），但在練習瑜伽後會減少。皮質醇通常是早上分泌較多，晚上較少。很多癌症患者因為失去這種晝夜節律，導致早上的分泌量不足，但經研究確認，**只要長期且定期做瑜伽，皮質醇的分泌量就會慢慢恢復正常**。

最近也有論文指出，瑜伽有助於減輕放射線治療所造成的基因（DNA）損傷。

（岡孝和）

第2章

罹癌易讓人陷入憂鬱！「瑜伽」能緩解情緒，幫助克服焦慮

患者因罹癌而承受壓力，容易陷入憂鬱

人類原本就具備接受並適應痛苦經驗的能力。一般來說，在得知自己罹癌或復發的消息以後，大約經過兩週就會振作精神，並面對這個痛苦事件。

不過有些患者即使經過兩週，依然會感到嚴重焦慮或沮喪，甚至產生適應障礙或罹患憂鬱症，無法再維持原本的日常生活。所謂的適應障礙，就是無法適應那些對自己造成壓力的事件，進而產生持續性的焦慮、沮喪或憂鬱等情緒反應。

另一方面，在適應障礙症狀中，憂鬱症算是嚴重的一種狀態。雖然有人是一開始就罹患憂鬱症，但也有不少案例是先罹患適應障礙，然後才逐漸演變成憂鬱症。

憂鬱症的兩大症狀為「心情抑鬱」與「喪失興趣與喜悅」。

心情抑鬱指的就是心情低落、寂寞、悲傷、孤獨感、自責等情緒。例如以癌症患者

來說，就是即使出現治癒性很高的癌症療法，依然會往不好的方向思考，認為「就算治好了，說不定還會復發」或「我恐怕無法忍受治療」等。

喪失興趣與喜悅的狀態，就是幾乎對所有事情都興趣缺缺，變得一點也不享受本來應該覺得很有趣的事情。

受到壓力後的心理變化

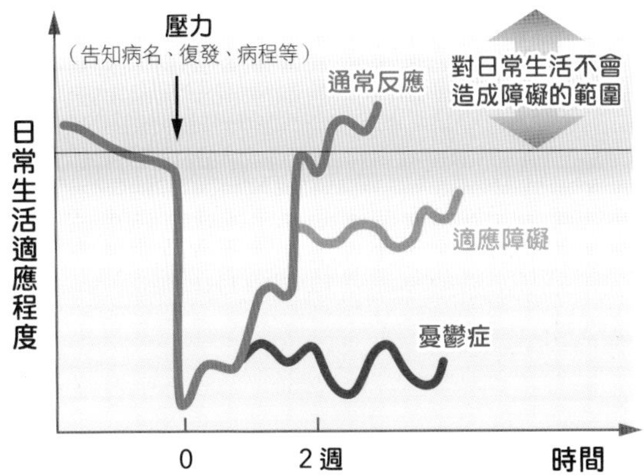

出處：日本國立癌症研究中心癌症資訊服務「癌症與心理」

除此之外，憂鬱症除了精神症狀，還可能出現頭痛、噁心想吐、食慾不振、容易疲勞等身體上的症狀。但即使有這些症狀，仍有不少患者出於「得了癌症也沒辦法」的心態而忍耐著。確實，罹患癌症會對身體及心理都帶來莫大壓力，因此常有身心失調的感覺，不過如果會妨礙到日常生活，最好還是到醫療機構接受診療。

憂鬱症的及早治療很重要。最近也有愈來愈多醫院增設癌症專門的心

憂鬱症檢查表

主要症狀

① 情緒低落（心情抑鬱）
② 對任何事情都興趣缺缺，無法享受原本應該覺得有趣的事（失去興趣與喜悅）

其他症狀

③ 睡不好（睡眠障礙）
④ 食慾減退或增加
⑤ 容易疲勞、失去活力
⑥ 過度責備自己（自責）
⑦ 思考力或專注力衰退
⑧ 有尋死的念頭
⑨ 身體無法順暢活動、說話或思考變得緩慢

如果除了主要症狀①或②之外，其他症狀中也出現五項以上的症狀，而且幾乎一整天都持續，長達兩週以上時，就有罹患憂鬱症的可能。建議前往心理腫瘤科、精神科或身心科等醫療單位就診。

理醫師（心理腫瘤醫師），因此如果有任何在意的症狀出現，請與主治醫師或癌症支援單位（請參閱頁二二）洽談，並前往心理腫瘤科、精神科或身心科就診。

（大野真司、片岡明美）

醫師也肯定瑜伽的功效！

可消除伴隨癌症而來的心理痛苦

癌症患者若苦惱於伴隨疾病而來的焦慮感或抑鬱症狀，「瑜伽」是很好的選擇。

在癌症患者之中，除了抗癌藥物或放射線治療等標準治療之外，應該也有很多人採用針灸、按摩或健康食品。根據二〇〇一年實施的「癌症輔助替代醫療利用實態調查」已知，約有四五%的患者正在採行至少一種以上的輔助替代醫療。

所謂的輔助替代醫療，就是與標準化的常態醫療並行（輔助）或取而代之（替代）的非主流醫療統稱。針灸、按摩或健康食品也包含在內。輔助替代醫療良莠不齊，因此日本厚生勞動省會透過官方網站，分享有科學根據的資訊。（編按：讀者若有需求，可直接詢問主治醫師相關事宜，避免接收到錯誤資訊）

瑜伽也是輔助醫療的一種，該網站中也有收錄關於癌症與瑜伽的文獻。內容提到

「在減輕乳癌患者的抑鬱、焦慮、疲勞或改善生活品質方面，已取得中等程度證據」，及「針對乳癌患者或倖存者進行的研究顯示，有助於緩解憂鬱或焦慮等心理痛苦」等，顯見瑜伽會對癌症患者的精神層面帶來正面影響。

此外，在日本乳癌學會的「乳癌診療準則」中也評價道：「社會心理干預在生活品質、抑鬱或焦慮的改善效果上，具有一定程度的效果。」瑜伽就是社會心理干預的一種。綜合如上所述，瑜伽有助於改善癌症患者的心理痛苦，且正透過各種研究逐漸明朗化。**在承受精神痛苦之際，瑜伽作為自我照顧的一環，或許也是可以活用的選項之一。**

癌症研究會有明醫院在疫情爆發前，也會不定期針對癌症患者開設瑜伽課程，參加者紛紛表示「緩解了焦慮或沮喪」或「比較容易入睡了」。此外，院內也有專為職員舉辦的瑜伽社團。醫療從業人員的壓力很大，經常處於緊張的狀態。我們自己也是社團的成員，並親身感受到瑜伽在消除壓力或放鬆緊張情緒上的功效。（大野真司、片岡明美）

瑜伽是藉由傾聽身體的聲音，來緩和身心情緒

關於瑜伽的效果，目前為止在國內外實施過近五百次的隨機對照試驗。所謂的隨機對照試驗，就是將受試者隨機分成兩組，一組執行想要研究的內容，另一組則採行傳統的方法或不做任何事情，再比較其效果，一般來說結果的可信度很高。

在彙總有關癌症輔助替代醫療隨機對照試驗的《癌症輔助替代療法臨床證據》中，也談及瑜伽，其中指出「瑜伽會減輕癌症患者在治療期間的焦慮」、「減輕癌症患者在治療期間的抑鬱狀態」，以及「減輕心理上的灰心或知覺壓力」的可能性。

這些試驗中採用的瑜伽，大部分都是由各種體式、呼吸法、冥想中的內容或相互組合所構成。

其中，又以「冥想」能對癌症患者的心理帶來最正面的效用。雖然講到冥想，一般

對於乳癌患者或乳癌經驗者，可期待的瑜伽效果

↓＝降低

身體效果

倦怠感 ↓
更年期症狀 ↓
（泰莫西芬等藥物的效果）
關節痛 ↓
（芳香環酶抑制劑的效果）

心理效果

焦慮 ↓
抑鬱情緒 ↓
灰心沮喪 ↓
睡眠障礙 ↓
安眠藥的必要性 ↓

整體的效果：改善生活品質（QOL）

對預後人生的效果：現階段尚未可知

出處：依據對乳癌患者與倖存者進行的瑜伽研究編製而成。岡孝和：引用《日本整合醫療學會誌》10.20-25.2017. 圖 1。

人可能會覺得很困難，但**瑜伽老師在指導體式時經常提及「把意識帶到身體上、把意識帶到呼吸上」，這也是一種冥想**。我以前曾關注並研究過「把意識帶到身體上」的醫學性意義。

焦慮或恐懼對我們來說，是第一時間察覺危險並採取對策的必要情緒。為了避免遭遇危險並適當應對，人會充分運用五感，將注意力集中在周圍的人或環

境等外在世界上。此時，人就會忽略肚子餓、疲倦、想休息等體內發出的聲音（內在感受）。這在短時間內或許是克服壓力的有效策略，但若長期處於這種狀態下，持續忽略身體發出的警訊，就會損害健康。在壓力性疾病的患者中，有不少人都堅稱自己沒有壓力，或沒有注意到自己有多疲倦。這些人就是因為太努力對抗壓力，才會逐漸聽不見身體發出的聲音（即失體感症）。

透過瑜伽把意識專注在體內的聲音上，比較容易注意到身體發出的警訊，並感覺到身體的重要性，且更容易採取應對行動來照顧身體。結果將會舒緩身心的緊張，比較容易擺脫焦慮或抑鬱狀態。能夠帶來這樣的改變，亦即能夠感覺到自己身體的重要性，也可以說是瑜伽的好處之一。

（岡孝和）

瑜伽能增加大腦中的GABA，改善焦慮症狀

開始做瑜伽後，會使體內產生各種變化，幫助改善焦慮或憂鬱的狀態。在那之前，我們先來看看人在身體或精神上承受壓力時，體內會產生什麼樣的反應吧！首先，在心理的變化上，有可能會增加焦慮感、抑鬱症狀、沮喪情緒或疲勞感，或者因為警戒心提高而難以入眠。

身體方面一旦承受壓力，壓力的刺激就會經由腦傳到腎上腺（位於左右腎臟上方，用來分泌維持生命不可或缺的荷爾蒙），於是腎上腺會分泌皮質醇、腎上腺素、正腎上腺素等壓力荷爾蒙。當這些荷爾蒙隨著血流將訊息傳遞到全身的臟器，就會使心率上升、呼吸加快，或使貯存在肝臟中的糖分釋放到血液中，導致血糖值上升。刺激訊息也會傳導到自律神經（支配血管或內臟運作且不受意志控制的神經），活化交感神經（使

瑜伽對身體產生的變化

↑＝升高 ↓＝降低

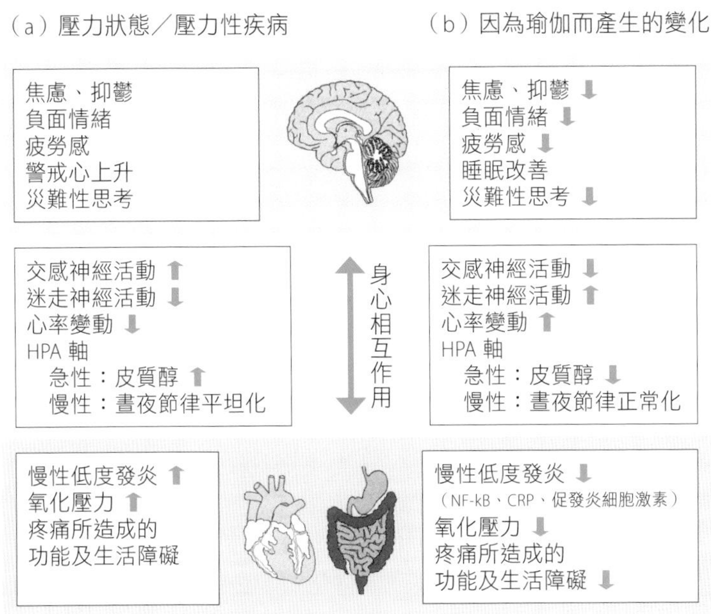

出處：引用岡孝和精神科 37,16-21,2020. 圖 1

身心運作變活絡的自律神經），同時抑制副交感神經（讓身心運作放鬆下來的自律神經）的活動。目前已知做瑜伽會對這些壓力反應產生相反的反應，而要探討產生這種反應的機制之一，就會提到腦內γ-胺基丁酸（GABA）的增加。

GABA是將訊息從神經細胞（神經元）傳導到神經細胞的一種神經傳導物質，可以抑制過度興奮的神經。我們的身體一旦承受強大壓力，就會產生焦慮感，此時興奮性的神經傳導物質會過度分泌。因此一旦罹患壓力性疾病，就會經常被開立抗焦慮藥物的處方，因為這類藥物能藉由增強ＧＡＢＡ的作用來消除焦慮，改善壓力性的症狀。有報告指出，**做瑜伽會使腦內的GABA量增加**。據說罹患焦慮症或憂鬱症的患者，腦內的ＧＡＢＡ量都偏低，因此透過瑜伽改善焦慮或憂鬱，相對來說也是在增加腦內的ＧＡＢＡ。

除此之外，也有報告指出瑜伽會提高血液中的催產素濃度，而催產素能夠抑制壓力荷爾蒙皮質醇的運作，而實際上也已經成功確認，**做瑜伽會使血液或唾液中的皮質醇數值降低**。

此外，我的研究團隊也得到了一個研究成果，就是做瑜伽似乎會活化大腦的多巴胺神經系統。多巴胺是與動機、運動或快感有關的神經傳導物質之一。舉例而言，喝酒之所以會感覺愉快，據說就與多巴胺有很大的關聯。可以想見，一旦活化多巴胺神經系統，心情也會變得比較積極樂觀。

綜上所述，做瑜伽會使體內產生各種變化，幫助減輕焦慮或抑鬱等心理痛苦。

（岡孝和）

第3章

因焦慮或恐懼而睡不好時，「瑜伽」能調整睡眠，幫助入睡、減少安眠藥用量

對癌症患者來說，「睡眠品質好壞」會影響抗癌效果

癌症研究會有明醫院的乳房中心，每天都有很多乳癌患者到訪。在患者主訴的症狀中，很多人都會提到「睡不著」，也就是失眠的問題。

儘管癌症已經是一種比以往更容易治癒的疾病，但仍有不少人認為癌症是一種不治之症。因此一旦被診斷出癌症，許多患者就會變得鬱鬱寡歡，彷彿受到死亡宣告一般。在遭遇如此重大衝擊時，要像往常一樣安穩入睡，自然是一件困難的事。

罹患癌症者不只會因為這些心理因素而失眠，也有可能因為疼痛、發燒、噁心等癌症本身帶來的症狀而失眠。此外，也有不少人因為病房的病床、枕頭或室溫等住院所造成的環境變化，而打亂了睡眠的節奏。抗癌藥物、類固醇藥物、止痛藥、免疫抑制劑、抗憂鬱劑等藥物治療的副作用，也是失眠的原因之一。除此之外，與癌症無關的憂鬱

症、適應障礙、譫妄等精神疾病，也有可能會引起失眠。

除了失眠之外，據說也有很多癌症患者因為生理時鐘紊亂，而出現睡眠時間與理想時段相悖的「日夜節律睡眠障礙」，或是在睡眠中進入無呼吸狀態，進而導致各種併發症的「睡眠呼吸中止症」。

失眠是任何人都不樂見的事，因為睡眠具有重要的功能。我們的身體在睡覺時，會修復白天遭到活性氧（攻擊性強的氧氣）損傷的體內細胞或組織，或是排出白天活動中累積的老廢物質。此外，睡眠也有調節自律神經（支配血管或內臟運作且不受意志控制的神經）平衡的作用。不僅如此，**目前已知睡眠還有穩定心情、控制血糖、提高免疫功能等作用**。

那麼長期處於無法入睡的狀態，會對身心造成什麼影響呢？在持續睡眠不足的情況下，由於腦或身體無法充分休息，因此有可能導致白天昏昏欲睡、集中力或注意力低下、容易感到疲倦、內心焦躁不安，進而妨礙到日常生活。此外，由於自律神經失調，交感神經過度活化，導致血管收縮，血壓也更容易上升。不僅如此，**也有報告顯示長期睡眠不足，會提高罹患憂鬱症的風險**。

由此可知，睡眠自始至終都與我們的健康深刻相關。更不用說患有癌症的人一旦失眠，勢必會對身心造成更大的影響。

失眠有很多種類型，主要可分成以下四種：

① 入睡困難

即使躺在床上也難以入睡，也是癌症患者之中常見的類型，腦中不斷思考有關治療或未來的事，遲遲無法睡著。

② 睡眠間斷

睡著以後，半夜醒來好幾次的類型。醒來之後能夠再次入睡就沒問題，但若是輾轉反側而感到痛苦的情況，就會視為失眠。

③ 過早醒來

比想起床的時間提早許多醒來，之後就無法入睡的類型。不過如果不覺得早起特別痛苦，就不算是失眠。

④ 長期淺眠

明明睡眠時間很充足，卻老覺得睡不夠的類型。經常伴隨其他類型的失眠一起出現。

若是輕度的失眠，有時只要在日常生活中花點心思，例如適度運動等，就能解決失眠問題。

如果即使這樣，還是因為睡不著而影響到日常生活，**或是睡眠困擾持續長達一個月以上，不妨向主治醫師諮詢**。若有必要，醫師也會幫忙轉介至身心科或睡眠專科就診。

（大野真司、片岡明美）

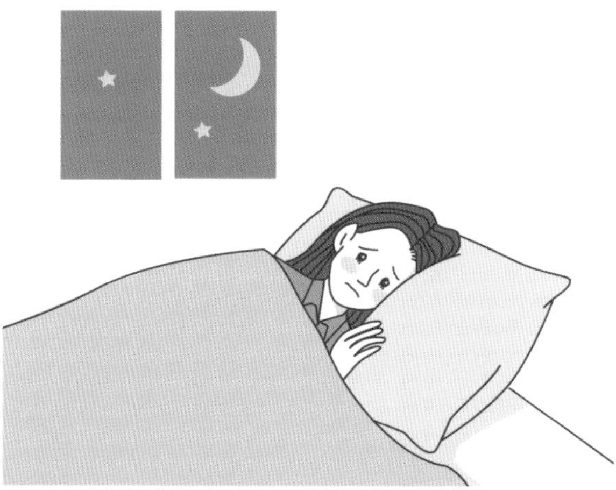

瑜伽有助於治療失眠，減少安眠藥的用量

我是一名精神科醫師，在大學醫院內負責癌症患者的心理照護，而許多患者的主訴中，都包含了「失眠」。

例如有的患者即將接受化療，會整天擔心地想著「治療會有效果嗎？」「萬一副作用很難受怎麼辦？」導致難以入睡。這種時候，有些人可以透過向人訴說心情的方式冷靜下來，也有些人則是透過了解今後的預期發展來緩和焦慮，因此我建議直接與主治醫師或護理師等專家聊聊，不要獨自一人鑽牛角尖。

但也有人依然憂心忡忡地想著擔憂的事或悲觀的事，遲遲無法冷靜。

也有報告指出，若長期處於這種狀態，容易罹患憂鬱症。而憂鬱症也有可能反過來成為失眠的原因，**因此假如有長期失眠的狀況，接受適當診察並對症下藥是很重要的**

事，千萬不能置之不理。

想獲得良好的睡眠品質，可以參考《打造健康的睡眠指南二〇一四》（由日本厚生勞動省健康局發行），其中建議做「適度的運動」來解決失眠問題。

必須特別注意的是，激烈運動有可能使人更難以入睡，而我會推薦給癌症患者的運動之一就是瑜伽。之所以會這麼說是因為我本身也是日本瑜伽療法（即研究傳統瑜伽並加以改良，打造成一般人也能進行的瑜伽類型）學會認證的瑜伽治療師，並親身體會到瑜伽的好處。

我們的身體機制是在睡眠期間，由放鬆身心運作的副交感神經占主導地位。有報告指出，瑜伽能活化副交感神經，讓身心放鬆，有助於改善失眠。

實際上在針對癌症患者進行的瑜伽研究中，有報告提出了「睡眠障礙改善」及「睡眠品質提升」等結果。此外，在我親自指導的癌症患者中，也有人每次做完瑜伽後都會睡得比較好，較少出現前述「睡前輾轉反側」的情形，安眠藥的用量也減少了。

瑜伽有許多種類，從需要困難技巧的體式，到任何人都做得來的簡單體式與呼吸法等皆有。

一般來說，由於癌症患者本身的病狀，有些體式會對身體造成負擔，也有導致疼痛或受傷的危險性，因此最好先向主治醫師確認過能否做瑜伽再開始。如果是簡單的體式或呼吸法，就算本來不太運動或體力較差者，也能輕鬆完成。

另外，**我認為即使處於對抗癌症的艱難狀況中，能夠主動挑戰一件事（此處即為瑜伽）將會使人感到自信或自豪，而且那也會成為一股力量，讓沮喪的心情獲得鼓舞。**

在活用瑜伽的同時，檢討睡眠習慣也是在失眠治療中非常重要的一件事。如果要提出幾點供作參考，像是咖啡因具有提神效果，不僅無法使人放鬆，還會讓人感到亢奮，因此反而會妨礙睡眠。在就寢前三到四小時，請避免攝取日本茶、咖啡或紅茶等咖啡因含量多的飲料。

由大腦松果體（大腦正中央深處的小器官）生成的睡眠荷爾蒙「褪黑激素」，具有催眠作用，但光線卻會抑制其分泌。若在睡前接收到電腦、手機、電視等發出的亮光，褪黑激素就會受光線影響而減少，使人難以入睡，因此請盡量避免。此外，起床之後不妨立刻去曬太陽，重新設定生理時鐘吧！

如果晚上睡不好，有時白天也會昏昏欲睡。此時請不要勉強抵抗睡意，可以在下午三點前稍微睡半小時的午覺，等到精神好一點後再開始活動比較好。

如果明明沒有睡意卻強迫自己睡覺，反而會變得更緊張而無法入睡。與其早早按照決定好的時間鑽進被窩裡，不如等到有睏意時再躺上床。**無論如何都睡不著時，可以先下床轉換一下心情，等到想睡時再就寢即可。**

另外，頁五二列出了「打造良好睡眠的十二條守則」，不妨參考這些守則，將瑜伽當作適度的運動加以活用。

（森田幸代）

打造良好睡眠的十二條守則

1. 透過優質睡眠打造健康的身心。
2. 適度地運動、好好吃早餐，建立睡覺與起床的規律節奏。
3. 優質的睡眠可以預防生活習慣病。
4. 睡眠帶來的休養感，對心理健康來說很重要。
5. 睡眠應配合年齡或季節，別讓睡意在白天妨礙到自己。
6. 為了擁有優質的睡眠，環境的營造也很重要。
7. 年輕人應避免熬夜，以維持生理時鐘的節奏。
8. 壯年族每天都要有充足的睡眠，以消除疲勞、提高效率。
9. 熟齡族早晚節奏要規律，白天需適度運動，幫助夜晚擁有優質睡眠。
10. 想睡時再就寢，起床的時刻不要拖延。
11. 當規律睡眠被破壞時，要特別注意。
12. 失眠不要獨自煩惱，請找專家諮詢。

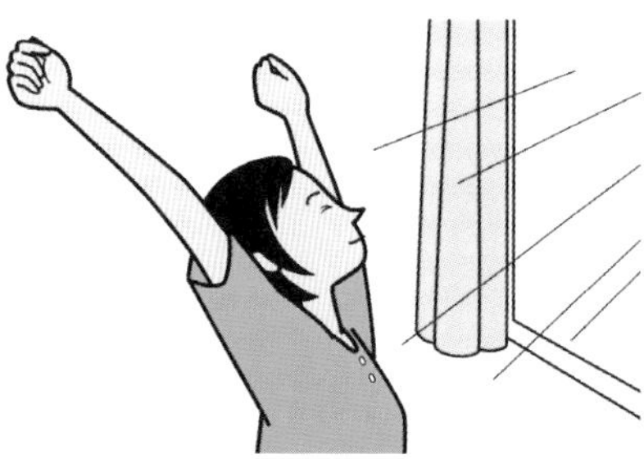

出處：《打造健康的睡眠指南二〇一四》（日本厚生勞動省健康局）

第 4 章

抗癌藥、放射線或荷爾蒙療法，皆會產生副作用或併發症，「瑜伽」能緩和症狀

任何治療階段都能做瑜伽，有助於緩和身體倦怠感

瑜伽的優點在於任何治療階段都適用。**無論在治療前或治療後，瑜伽都能減輕心理上的痛苦，而且還能夠期待其他效果。**

舉例而言，據說瑜伽能夠有效緩和治療中與治療後的倦怠感。有不少人一旦開始接受抗癌藥物或放射線等治療，過程中就會表示身體很沉重、無法俐落地活動。然後倦怠感通常還會在治療後持續一陣子。

關於瑜伽對癌症患者的倦怠感所帶來的影響，有好幾份研究調查都得到了結果。雖然其中大部分都是以乳癌患者為對象，但很多報告的結果都顯示，瑜伽有助於改善倦怠感。

當身體感覺沉重時，或許會嫌麻煩不想做運動。不過如果是瑜伽，一來動作比較簡

單，二來也可以自己在家裡輕鬆進行。受到倦怠感影響的患者，不妨在可承受的範圍內嘗試看看。

不過要注意的是，雖說瑜伽在任何階段都適用，**但並不是所有癌症患者都可以做瑜伽。因為許多癌症治療都會使人的骨骼變得脆弱，患者在治療期間有較高的骨折風險。**尤其是乳癌患者，有時會使用到降低女性荷爾蒙，亦即雌激素濃度的藥劑。雌激素是與骨骼新陳代謝（汰舊換新）有關的荷爾蒙，具有抑制骨骼中鈣質溶出的作用。因此雌激素的濃度一旦下降，就會有許多鈣質從骨骼中溶出，容易導致骨質疏鬆症，使骨頭變得脆弱。

不僅是乳癌患者，其他患者也請在開始進行瑜伽等任何運動之前，都先行向主治醫師確認是否可行。

得到主治醫師許可後，就安心地開始做瑜伽吧！只是千萬不能勉強自己，按照個人的步調進行即可。

（新倉直樹）

從治療前就開始做瑜伽，有助於減輕併發症

你聽過「癌症復健」嗎？說到復健，或許會聯想到腦中風或骨折治療後進行的運動功能恢復訓練。不過在癌症復健的例子中，謀求的不僅是在治療後恢復運動功能，更希望在剛診斷出癌症的階段，也就是從治療開始前，就用來預防治療所帶來的後遺症或併發症，或是對於治療中或治療後的功能障礙，達到最大程度的恢復效果。除此之外，即使在無法積極接受治療的情況下，也期望能透過復健支援患者或家屬，實現心中期望的日常生活，或活出個人風格。

像這樣針對癌症患者進行復健的重要性，在近年來受到肯定，二〇一〇年度的日本診療報酬改定更通過了「癌症患者復健費」。從那之後，就以癌症診療合作據點醫院為中心，愈來愈多醫療機構導入癌症復健。（編按：台灣目前針對住院、復健等項目大多

有健保給付，若非特殊療程，花費也不會太高）

在癌症手術前後進行的代表性復健中，有一種名為「肺部復健」。凡是因為食道癌、肺癌、胃癌等進行開胸或開腹手術的人，呼吸都會在疼痛或麻醉的影響下變淺，並且很難把痰吐出來，導致肺部易受細菌感染，亦即提高肺炎等併發症的風險。為了預防這類術後的呼吸系統併發症，從術前就開始進行的即是肺部復健。

日本復健醫學會的《癌症復健診療指引》中，也推薦採用肺部復健，因為有助於減少併發症的頻率，進而縮短住院天數。

除了運動，肺部復健中必不可缺的還有呼吸肌肉與胸廓的伸展、深呼吸或腹式呼吸。**由於瑜伽是以腹式呼吸為基礎，因此也是幫助肺部進行復健的良好方法。**不僅是呼吸法而已，胸廓或軀幹的伸展會提高深呼吸的品質，而更深層的呼吸則有助於放鬆身體，同時幫助減輕焦慮或睡眠障礙。若與瑜伽體式結合，就是一種運動療法，也有助於維持或增強體力。**在手術前增強體力，對於加快術後復原與回歸社會來說也很重要。**

（土岐惠美）

乳癌患者若因治療產生副作用，也能透過瑜伽緩解

據說有半數以上的乳癌患者是在女性荷爾蒙（雌激素）影響下，癌細胞會增生的類型。對於這種類型的乳癌患者，通常會在動完手術以後，採行荷爾蒙療法以避免轉移或復發。

由於荷爾蒙療法會使用到抑制雌激素分泌或作用的藥物，因此有可能出現類似更年期障礙的症狀。事實上根據現況已知，瑜伽也能幫助乳癌患者減輕荷爾蒙療法帶來的副作用。

乳癌患者接受荷爾蒙療法所經歷的代表性症狀之一，就是明明氣溫不高，卻會突然出現燥熱、臉紅、頭暈或盜汗等熱潮紅症狀。

據說包含輕症者在內，荷爾蒙療法所造成的熱潮紅，會出現在五〇％以上的患者身

上。在國外的隨機對照試驗（請參閱頁三七）中，**練習瑜伽的乳癌患者組與沒練習的組別相較之下，熱潮紅的頻率與重症度都有顯著性的改善。**

不僅是熱潮紅，停經後的乳癌患者服用的荷爾蒙療法用藥中，有一種叫芳香環酶抑制劑。雖然女性停經後會從腎上腺（位於左右腎臟上方，負責分泌維持生命的重要荷爾蒙）分泌男性荷爾蒙，但名為芳香環酶的酵素會將其轉換成雌激素。而芳香環酶抑制劑會抑制芳香環酶的作用，減少雌激素的生成，進一步防止癌細胞增生。若使用這種芳香環酶抑制劑，有不少時候會引發關節痛、關節僵硬或骨頭疼痛等副作用。關於這些副作用，目前也有論文指出可以靠瑜伽來緩解。

從這些結果可以推知，瑜伽有助於改善荷爾蒙療法所帶來的副作用。由於瑜伽的動作基本上都很緩慢，患者在術後也能順利完成。如果患者對副作用感到很困擾，不妨親自一試。

（大野真司、片岡明美）

瑜伽是很好的復健運動，有助於恢復體力

癌症患者在病程演進或治療過程中，會產生各式各樣的障礙，包括癌症本身造成的疼痛、骨折、麻痹、發麻，或是因治療產生的吞嚥或發聲問題、肌力或體力衰退、手腳腫脹、肺炎等。例如乳癌術後可能出現肩膀的活動障礙或手臂腫脹，腦或脊髓腫瘤則有可能出現手腳麻痺等。對於這些障礙，在診斷後就展開復健，以達到預防或緩解，進而恢復、維持或增強體力，就是「癌症復健」的目的（請參閱頁五六）。

以癌症患者的情況來說，體力最好的時候就是診斷當下。後續若不採取任何對策，體力將日益衰退，一旦開始接受治療更是每況愈下，類似情形不在少數。

若採取手術治療，對身體造成的負擔往往會耗費體力。在抗癌藥物或放射線治療中，也會因為副作用造成的疼痛、噁心、倦怠等情形而食慾不振，導致營養狀態惡化或

無法入睡。若因為感受到精神上的壓力或對事情毫無動力，愈來愈常臥床休息，就會肌力衰退、容易疲勞，因此必須特別注意。據說**光是靜養一週，肌力就會衰退一〇%到一五%**。假如肌力持續衰退，甚至很有可能演變成無法完成坐下、站立、行走、起身等日常生活活動（ＡＤＬ），連治療本身都難以持續。

如果是原本就屬於衰弱的高齡者族群（肌力或活動力隨年齡增加而衰退，若置之不理將產生照護需求的狀態），體力的衰退很容易演變成終日臥床不起。即使癌症本身的治療很順利，仍有不少案例因為體力衰退，變成需要人照護的狀態。

要避免這樣的事態發生，**很重要的一點是從診斷出癌症的當下，就開始維持或增強體力**。如此一來，即使體力因治療而衰退，也能夠盡量控制在最小程度。這樣一來，恢復的速度就會加快，並且能夠期待更早出院返家。

想要維持或增強體力，建議採行運動療法。在《癌症復健指引》中特別強力推薦的，就是抗癌藥物或放射線療法搭配運動，不僅有助於恢復體力，對於生活品質（ＱＯＬ）或倦怠感的改善也有很好的效果。那麼該做什麼樣的運動比較合適呢？美國的癌症倖存者專用指引提出的建議是，**每週進行一百五十分鐘左右的中強度運動最為理想。所謂的中強度運動指的就是運動中可以輕鬆呼吸的程度，具體來說像步行與**

瑜伽皆是。

瑜伽因為隨時能在家進行，因此十分推薦。我自己因為有做瑜伽的關係，身邊也有一些持有瑜伽教練證的護理師或物理治療師。假如在家度過末期的患者，希望自己到臨終為止都能在廁所排泄，我會在家訪時請護理師或復健治療師協助裝設扶手等，或是指導患者如何運動或使用身體。

我也聽過有些患者原本一直深信自己無法再運動了，卻因為瑜伽呼吸法而慢慢能運動的案例。能配合每個人的健康狀態來調整難易度，也是瑜伽的優點之一。**沒有體力的人，我會建議「先試著從深呼吸開始」即可。**（土岐惠美）

肥胖易讓癌症復發，瑜伽能幫助減重、調整飲食

從全世界的研究中已知，肥胖會提高大腸癌、胰臟癌、乳癌、子宮癌等許多癌症的發生率，因此一般認為，將ＢＭＩ（身體質量指數）維持在一八．五到二五之間，會降低癌症發生率。ＢＭＩ可由體重（公斤）除以身高（公尺）的平方來求得。

那麼在診斷出癌症時，肥胖又會造成什麼影響呢？在我的專業領域乳癌這部分，已有許多關於肥胖與乳癌復發及死亡風險的論文。研究顯示相較於一般患者，肥胖的乳癌患者復發機率高出一．四至一．八倍。

那麼在診斷出乳癌後，體重才增加到肥胖程度的情況又如何呢？研究顯示，**體重若增加約五公斤以上，乳癌的死亡率就會增加約一．六倍**。據信，肥胖也是提高癌症復發或死亡機率的主因之一。對癌症患者來說，避免肥胖是很重要的事，不過量進食加上適

度運動，應該會是有效的方法。

瑜伽就是一種適度運動，但一般瑜伽體式的動作都很緩慢，因此只能消耗少許卡路里。體重五十公斤的人做三十分鐘瑜伽，大約只能消耗七十卡路里。這個數字比用吸塵器打掃三十分鐘所消耗的熱量（約八十七卡路里）還要低。

那麼瑜伽完全沒有減肥效果嗎？內人也有做瑜伽的習慣，她與她的瑜伽夥伴都不肥胖。根據她們的說法，**自從開始做瑜伽以來，就不太會暴飲暴食**，飲食也變成以蔬菜為主。或許是因為開始做瑜伽以後，會產生自律的意識，進而養成均衡的飲食習慣。

雖說是為了預防肥胖，但一時之間要開始運動，對癌症患者來說恐怕難度頗高。不過從瑜伽這類輕度運動開始，再逐漸提高運動的強度，應該會比較容易減肥。瑜伽雖然不是最直接的減肥方法，但相信也有間接幫助減肥的效果。

（新倉直樹）

第5章

做瑜伽要量力而為，請從呼吸法開始練習，在棉被或椅子上進行皆可

讓心平靜的抗癌瑜伽呼吸法

這一章將介紹癌症患者可以在家進行的瑜伽（即抗癌瑜伽）動作。抗癌瑜伽主要由一些簡單的體式所構成，對身體的負擔較輕，即使體力衰退也能夠完成。話雖如此，或許有人會覺得突然要活動身體是一件難度很高的事。這種情況下，請先從「呼吸法」開始嘗試。

從鼻子大口吸氣，再從鼻子吐氣，就是抗癌瑜伽的基本呼吸法（從嘴巴吐氣比較輕鬆的人，也可以從嘴巴吐氣，自己感覺舒服是最重要的）。當人在感受到焦慮或痛苦時，我們的呼吸自然會變快、變淺。這時請先試著放慢呼吸的速度，光是這樣應該就能感覺到內心變沉靜。習慣呼吸以後，再來挑戰抗癌瑜伽吧！

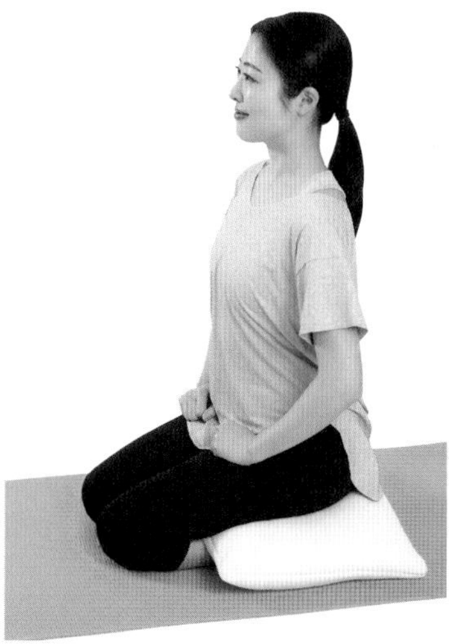

進行抗癌瑜伽時的注意事項

在頁六八的「基礎抗癌瑜伽」中，介紹的是能在棉被上進行，且適合推薦給癌症患者的體式。因癌症而身心失調者，請先由此開始嘗試即可。若行有餘力，也可以做頁七三的「進階抗癌瑜伽」。

另外，頁七八的「解決煩惱的抗癌瑜伽」，則請依照個人的煩惱，嘗試融入在日常生活中。

進行抗癌瑜伽時，請注意以下事項。

進行抗癌瑜伽時的注意事項

・向主治醫師確認

在患者之中，也有些人的骨頭因為治療或轉移，變得比較脆弱。請務必事先向主治醫師確認，並得到許可後再進行。此外，在進行抗癌瑜伽過程中，若身體出現任何異常，請立即停止動作不要勉強進行。

・好好對待身體

例如膝蓋跪地時，如果感覺疼痛或地板太硬，不妨在膝蓋下墊一條毛巾。溫柔對待自己的身體，是很重要的事。

・量力而為

勉強進行有可能會傷到身體。抗癌瑜伽的目的不是擺出完美的體式，請自行摸索出練習時，感覺最舒適的狀態吧！

躺在床上即可做的

基礎 抗癌瑜伽

以下介紹五種早上或晚上都能在棉被上進行的基礎瑜伽體式。
請在早上起床時或睡前進行，一天以 1 組（動作①～⑤）為標準。

1 調節呼吸的 趴姿伸展

據說人在採取趴姿時會感到安心。試著在肚子下墊顆枕頭，製造出容易呼吸的空間，一邊感受肚子壓在枕頭上的感覺，一邊進行腹式呼吸。

① 在肚子下墊顆枕頭，採取趴姿，把額頭靠在交疊的雙手上。

② 從鼻子慢慢吸氣，讓肚子膨脹起來。接著慢慢吐氣，吐到讓肚子凹陷下去。

慢慢地吸氣，
吐氣盡量吐長一點

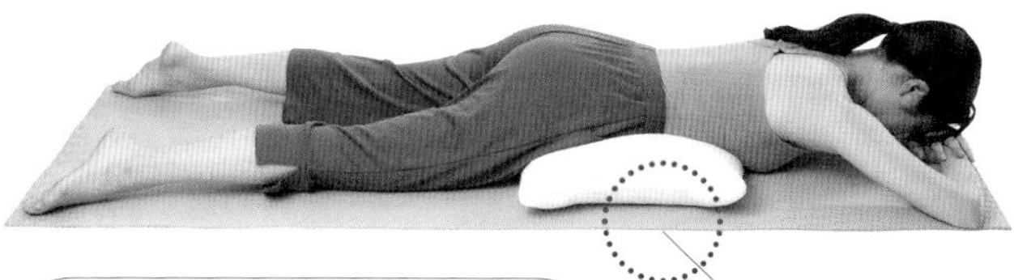

若感覺很難呼吸，
可改放兩顆枕頭

※ 慢慢延長吐氣的長度，反覆進行 1～2 分鐘。

▼ 新見醫師的建議 ▼

腹式呼吸不太會動到肋骨，而是讓橫膈膜上下移動來呼吸，由於這種呼吸法既緩慢又深層，因此會活化副交感神經，讓身心都得到休息。只要用這個體式練習腹式呼吸，自然就能學會用平常的姿勢進行腹式呼吸。

2 提升肌力的 雙腳踢臀

心情低落時，很容易會缺乏運動。即使不想活動身體，也請記得透過簡單的體式來防止肌肉僵硬。

① 趴姿，在肚子下墊顆枕頭，臉靠在交疊的雙手上。

② 輪流彎曲左右膝蓋，用腳跟踢臀部四次。

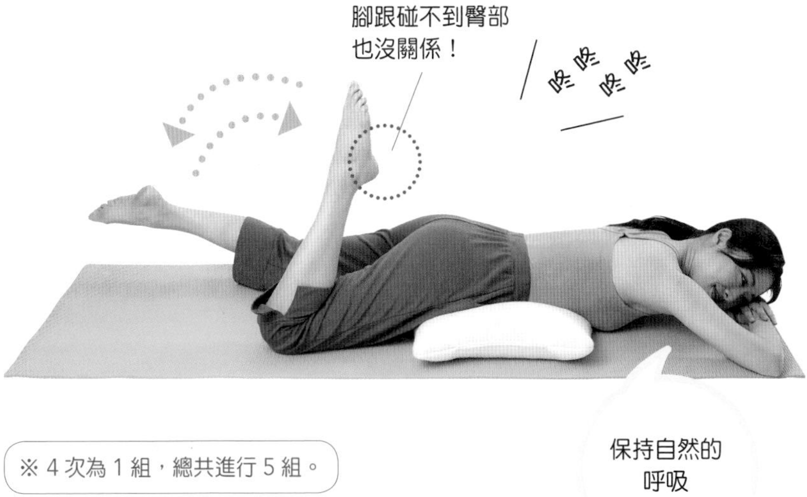

腳跟碰不到臀部
也沒關係！
咚咚
咚咚
保持自然的
呼吸

※ 4 次為 1 組，總共進行 5 組。

▼ 新見醫師的建議 ▼

站立、坐下、步行及跑步時經常使用到的重要肌肉，就是大腿後側的肌群（大腿後肌）與大腿前側的股四頭肌。即使只是稍微運動也無妨，才能避免肌肉衰退。

3 矯正姿勢的 空中律動

心情低落時，身體可能會往前縮，變成駝背的姿勢。請在感覺舒適的範圍內，伸展身體前側。

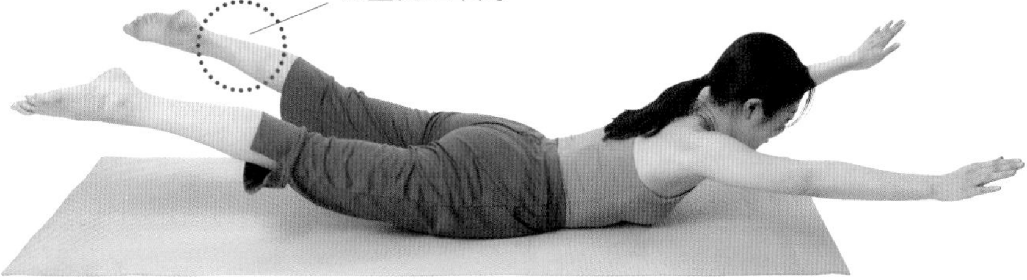
在能力範圍內
盡量往上舉高
在自然呼吸下維持姿勢

① 趴姿，雙手向前伸展，雙腳向後打開，並稍微超過腰寬。

② 一邊用鼻子吸氣，一邊將手腳往上舉高，並停留在空中 5 秒鐘。

③ 一邊吐氣，一邊慢慢放下手腳。放下後依然保持自然呼吸。

※ 重複 2 次 ② 與 ③。

只能舉起單手與另一側的單腳也沒關係。慢慢增加練習難度，也可以獲得成就感。

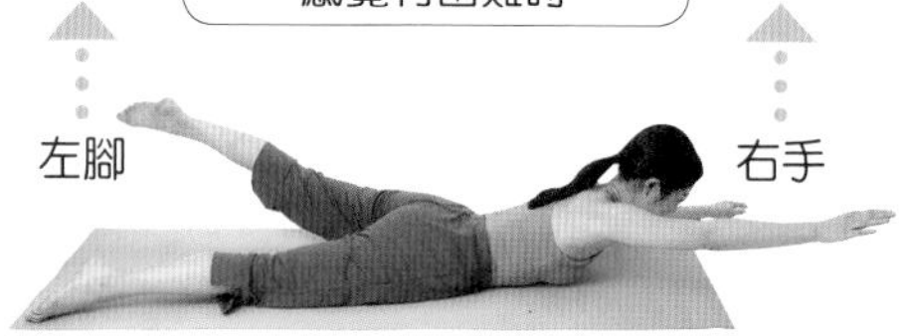
感覺有困難時
左腳
右手

▼ 新見醫師的建議 ▼

脊椎除了是支撐全身的身體軸心，也是神經束，亦即脊髓的通道。駝背不僅對身體不好，也會對心理帶來負面影響。請盡量保持正確姿勢吧！

4 改善雙手靈活度的 手臂畫圓

站著活動時，可透過手臂微調身體的平衡。躺下並意識到鎖骨的存在，慢慢轉動手臂，即可改善手臂的靈活度。

① 側躺，把頭靠在枕頭上。雙臂向前伸直，雙膝向前彎曲。

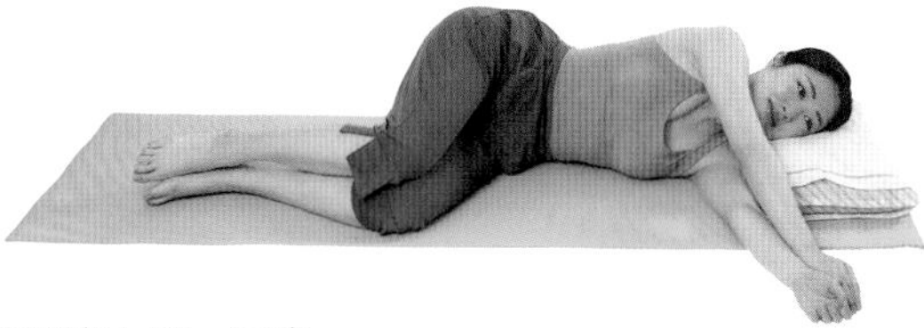

② 將右手臂從身體前側往後畫大圈，同時慢慢地呼吸。每呼吸 1 次（先吸氣、後吐氣）畫 1 圈，總共畫 5 圈。

10 秒 1 次

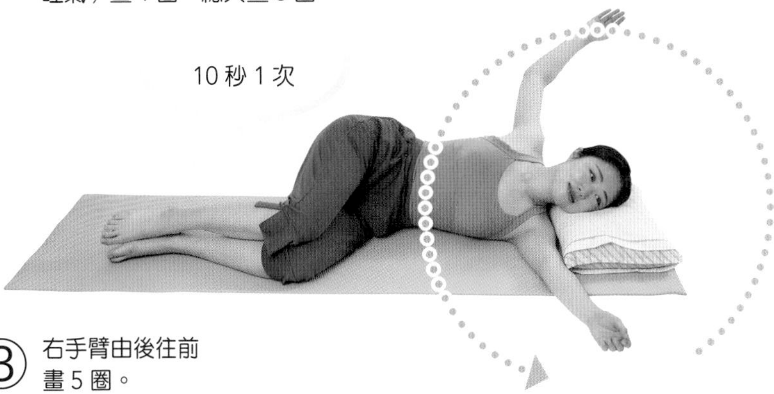

③ 右手臂由後往前畫 5 圈。

※ 換個姿勢後，另一側手臂也重複相同步驟。

▼ 新見醫師的建議 ▼

手臂如果不靈活，可能會造成肩膀僵硬或難以保持姿勢的平衡，便容易跌倒或導致姿勢錯誤，也會進一步降低活動量。

5 改善淋巴循環的 橋式呼吸

這是能讓腹部和腋下皆用力伸直的動作。讓身體呈橋式，能使淋巴液更容易回流至鎖骨。

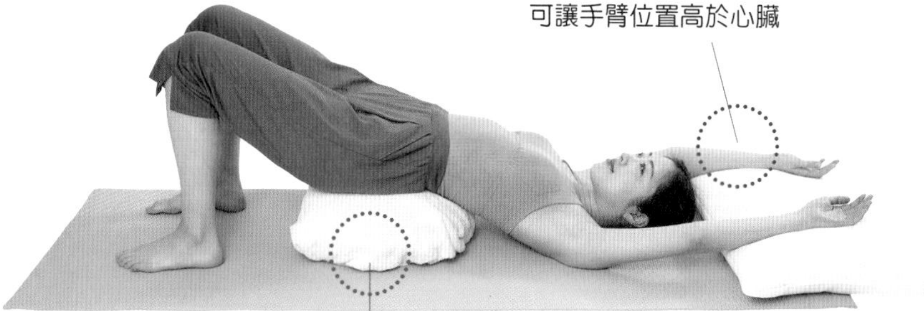

如果因為乳癌而擔心淋巴水腫，
可讓手臂位置高於心臟
將枕頭或毛巾放在身體下方墊高

① 腰部靠在枕頭上，採仰躺姿勢。雙腳打開與腰同寬，並立起膝蓋，再將雙臂放在頭部上方的枕頭上，掌心向上。

② 用鼻子深深吸氣，讓胸口膨脹起來，再緩緩吐氣。

※ 反覆進行 5 次。

▼ 新見醫師的建議 ▼

淋巴液是血管中滲出的血漿或蛋白質等成分，由淋巴管再吸收後而形成，具有回收老廢物質等功用。接受癌症手術、放射線治療或服用抗癌藥物等，可能會使淋巴管受到損害，導致淋巴液的流動變差。透過這個動作可有效改善。

坐在椅子上的

進階 抗癌瑜伽

以下介紹五種白天可以坐在椅子上進行的進階
瑜珈動作。若行有餘力，請在基礎抗癌瑜伽之外，
多做這套動作，1 天以 1 組（即動作①～⑤）為標準。

1 穩定身體重心的 身體畫圓

讓軀幹變柔軟的體式。轉動身體時，腰部不要往
上浮，慢慢讓脊椎與骨盆的活動愈來愈順暢。

往左繞 1 圈、
往右繞 1 圈

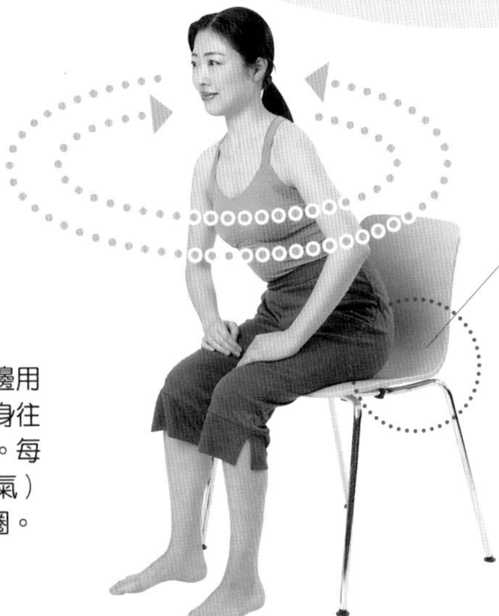

臀部固定在椅子上，腰不要浮起來

① 坐在椅子上，
雙手放在腿上。

② 一邊用鼻子呼吸，一邊用
胸口畫圓，先將上半身往
左繞圈，再往右繞圈。每
呼吸 1 次（吸氣、吐氣）
繞 1 圈，總共繞 10 圈。

▼ 新見醫師的建議 ▼

軀幹是身體的重心，可用來支撐姿勢，當身體往其他方向傾倒或扭轉時會派上用場。要維持正確的姿勢或動作，適當刺激軀幹是很重要的事。

2 讓呼吸更順暢的 轉動雙肘

試著轉動雙臂，感受打開胸膛時的舒暢感吧！轉動時請想像手臂銜接處是在鎖骨的中心，而不在肩膀。

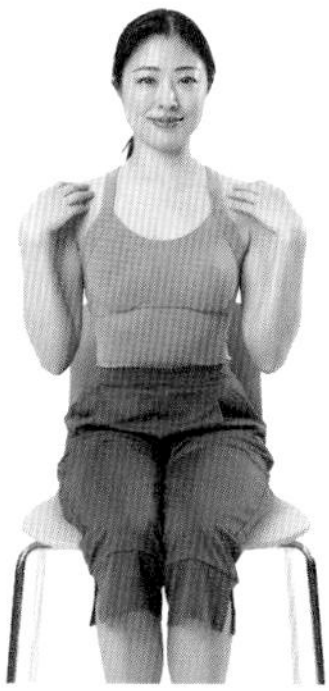

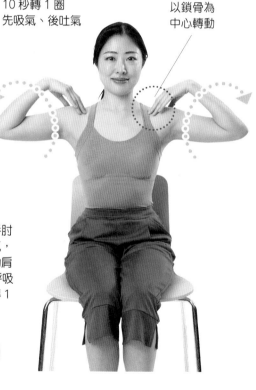

10 秒轉 1 圈
先吸氣、後吐氣
以鎖骨為
中心轉動

① 彎曲雙肘，指尖輕觸鎖骨。

② 從鼻子吸氣，同時將手肘往前舉起，再一邊吐氣，一邊由前向後大幅轉動肩膀，回到 1 的位置。呼吸一次（吸氣、吐氣）轉 1 圈，共轉 5 圈。

※ 反方向也是一樣的步驟。

▼ 新見醫師的建議 ▼

敞開胸膛可以刺激呼吸肌肉*，使僵硬的肌肉變柔軟，重新恢復原本的彈性。如此一來，肌肉會比較容易伸縮，可更輕鬆地大口深呼吸。

* 腹直肌或橫膈膜等，為了呼吸而讓肺部膨脹或縮小的肌肉統稱。

3 放鬆身心的 雙手扶肩

一邊在心裡對努力治療的自己說：「辛苦了，你做得很好。」一邊放鬆力道吧！

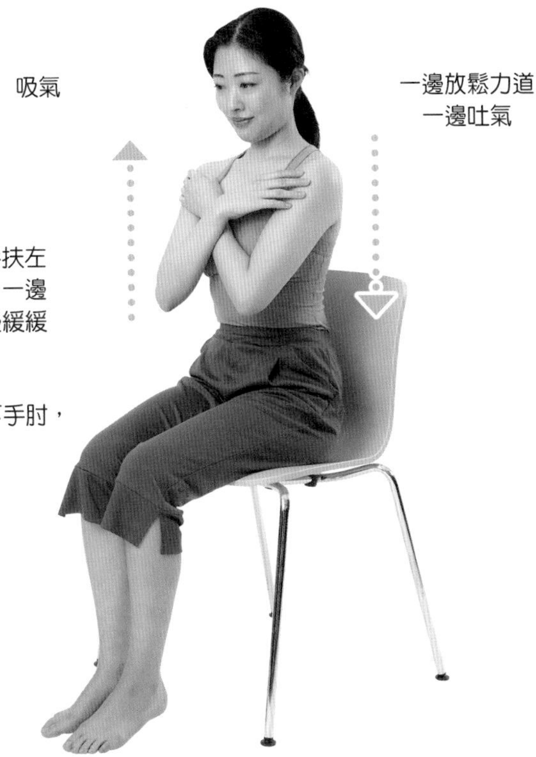

① 坐在椅子上，右手扶左肩，左手扶右肩。一邊從鼻子吸氣，一邊緩緩聳起肩膀。

② 吐氣，並慢慢放下手肘，反覆做 3 遍。

※ 左右手臂交換，並重複同樣的步驟。

▼ 新見醫師的建議 ▼

呼吸會受到心理狀態的影響，像是焦慮或緊張時，呼吸會變得紊亂，放鬆時，呼吸會變輕鬆。敞開胸膛大口吸氣，再把氣吐乾淨，心情也會變得比較開朗積極。

4 舒緩眼部疲勞的 眼部紓壓運動

心情沮喪時，很容易看不見周圍的一切。先試著從「專心觀看」眼前事物開始吧！

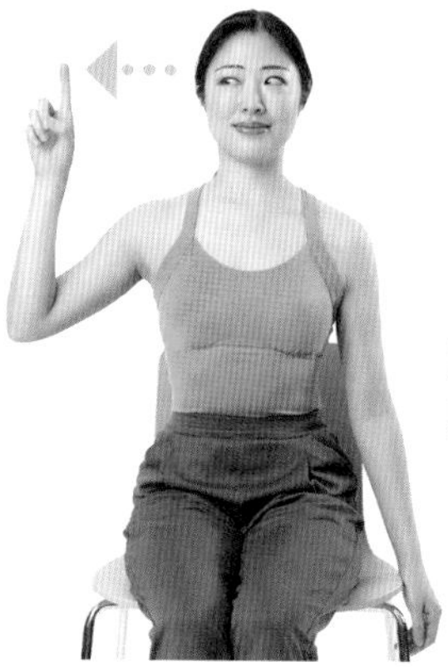

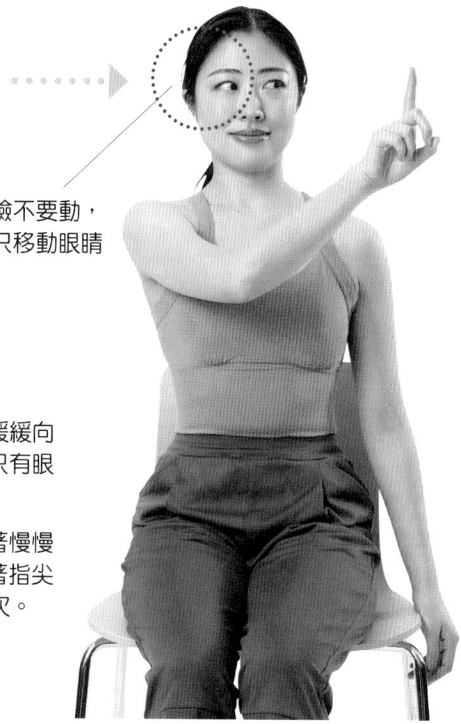

① 在臉的正前方豎起食指，緩緩向右移動。臉部保持固定，只有眼睛隨指尖移動。

② 食指在視野中消失後，接著慢慢往左移動，同樣用眼睛盯著指尖至移回正面。反覆進行 5 次。

※ 保持自然呼吸即可。另一邊的手指也重複相同步驟

▼ 新見醫師的建議 ▼

長時間看電腦或手機螢幕，眼睛的肌肉會疲勞。若置之不理，可能會出現肩膀僵硬、頭痛或心情沮喪等問題。眼睛動得太快可能會感到暈眩，所以請盡量緩慢移動，舒緩肌肉的疲勞。

5 訓練呼吸肌肉的 上半身扭轉

扭轉上半身並充分伸展脊椎，只要將意識專注在肚子下方，就會扭轉得比較順利。

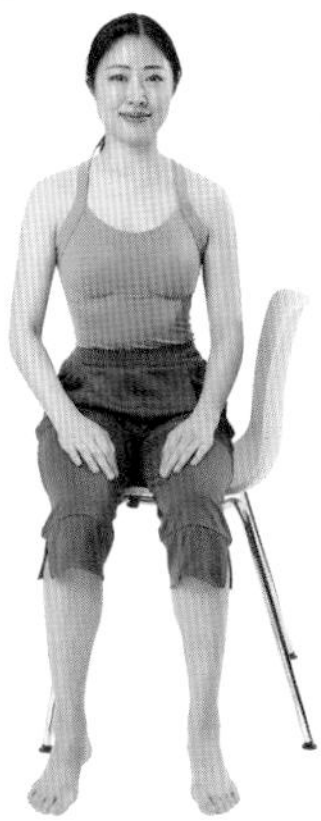

吸氣

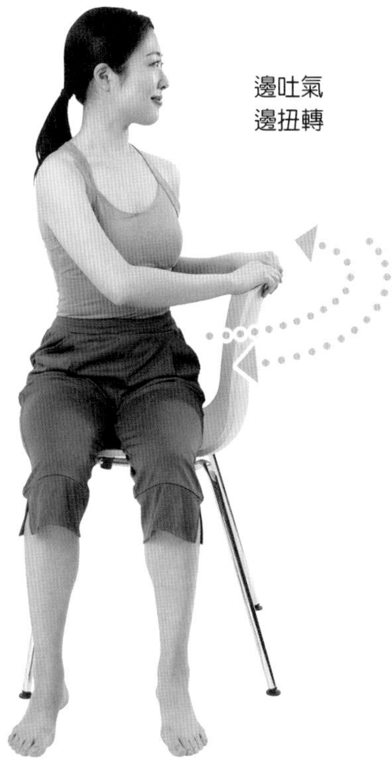

邊吐氣
邊扭轉

① 坐在椅子上，椅背朝向身體側面。

② 雙手扶著椅背，用鼻子吸氣，伸展脊椎。一邊吐氣，一邊在能力範圍內扭轉上半身。

③ 把氣吐完後，一邊用鼻子吸氣，一邊將上半身轉回正面。重複進行 5 次。

※ 另一側也重複相同步驟。

▼ 新見醫師的建議 ▼

腹直肌或腹橫肌等腹部肌肉，與身體向前或向側面彎曲等動作有關，也是輔助呼吸的呼吸肌肉之一。因此，請在身體可承受的範圍內活動。

解決煩惱的 抗癌瑜伽

確診後身心都會受到巨大衝擊，
這時請試著練習瑜伽，有助於解決煩惱。

1 幫助接受現實，改善焦慮的 坐姿深呼吸

雙手放在胸口慢慢呼吸，可以幫助穩定情緒。

先吸氣、後吐氣

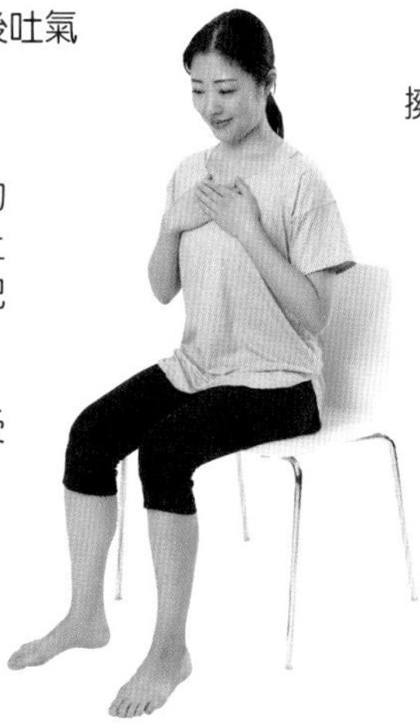

像在溫柔地
擁抱自己一樣

① 坐在椅子上，雙手交疊在胸前肋骨交叉處，輕輕地收下巴。閉上雙眼，從鼻子吸氣，再緩緩地把氣吐乾淨。

② 讓呼吸的節奏愈來愈緩慢，感受情緒逐漸穩定下來的感覺。

※ 花 2～3 分鐘執行步驟 ① 與 ②，觀察心情的變化

▼ 新見醫師的建議 ▼

無法立刻接受罹癌的現實，對未來感到茫然焦慮而心情鬱悶，是許多患者都會有的經驗。在這種情況下，從行動上開始努力，可有效緩和內心受到的衝擊。

2 恐慌並呼吸困難時可做 前傾上半身

從肚子開始把氣吐乾淨。吐乾淨後不要用力吸氣，而是緩緩地等待空氣自然流入體內。

① 跪坐於墊上，在臀部與腳踝間夾枕頭。雙手握拳，放在大腿上，從鼻子吸氣。

② 一邊吐氣，一邊緩緩將上半身向前傾倒，維持此姿勢 3～5 秒，並用鼻子呼吸。接著緩緩挺起上半身。

※ 重複做 3 次。

吸氣

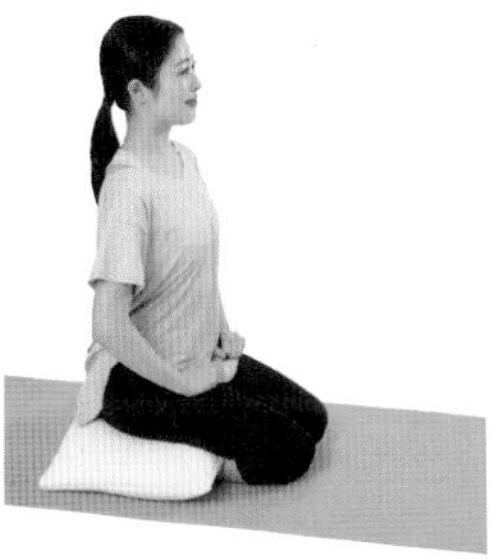

一邊吐氣
一邊前傾

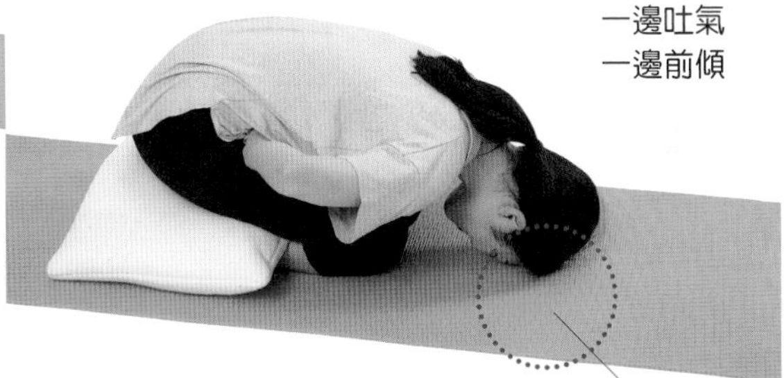

也可以在額頭下方墊枕頭

盡量把氣
吐長一些

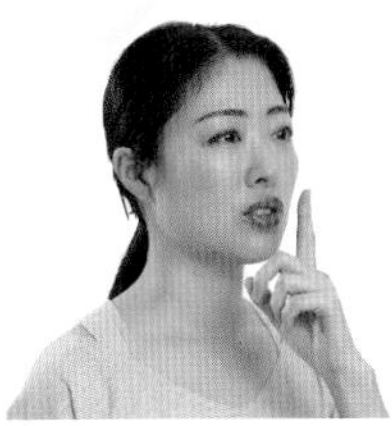

出門在外也能做！

在嘴巴前面豎起食指後，從鼻子吸氣，再用嘴朝著食指吹氣。

▼ 新見醫師的建議 ▼

雖然呼吸肌肉平常是受到自律神經所控制，但同時也是一種可以自行控制的隨意肌。陷入恐慌時，呼吸次數會變多、呼吸變淺，因此有意識地把呼吸放緩、加深，比較容易改善恐慌狀態。

3 在治療及手術前緩和緊張的 感謝式

配合動作輕鬆呼吸，可舒緩緊張情緒。
請想像自己是在海中隨波搖曳的海草吧！

一邊吐氣

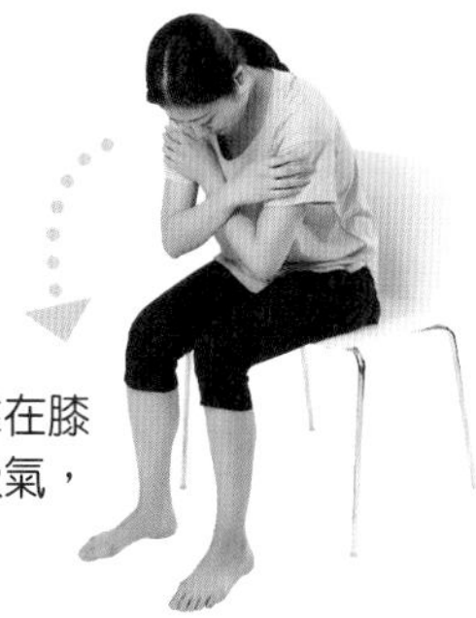

一邊吸氣

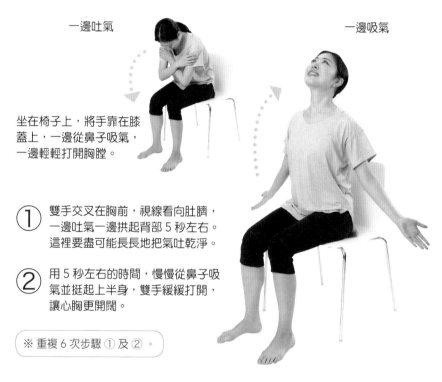

坐在椅子上，將手靠在膝蓋上，一邊從鼻子吸氣，一邊輕輕打開胸膛。

① 雙手交叉在胸前，視線看向肚臍，一邊吐氣一邊拱起背部 5 秒左右。這裡要盡可能長長地把氣吐乾淨。

② 用 5 秒左右的時間，慢慢從鼻子吸氣並挺起上半身，雙手緩緩打開，讓心胸更開闊。

※ 重複 6 次步驟 ① 及 ② 。

▼ 新見醫師的建議 ▼

在治療或手術前，一定都會感到緊張。此時交感神經呈主導地位，血管會收縮且肌肉會變硬。這時不妨慢慢活動身體並搭配深呼吸，活化副交感神經，以舒緩緊張情緒。

4 身體疲累且沒有動力時做 全身放鬆式

在脖子、腰部及膝蓋下用枕頭支撐，可以緩解肚子的緊繃，再輕輕收起下巴即可安心休息，釋放全身的壓力。

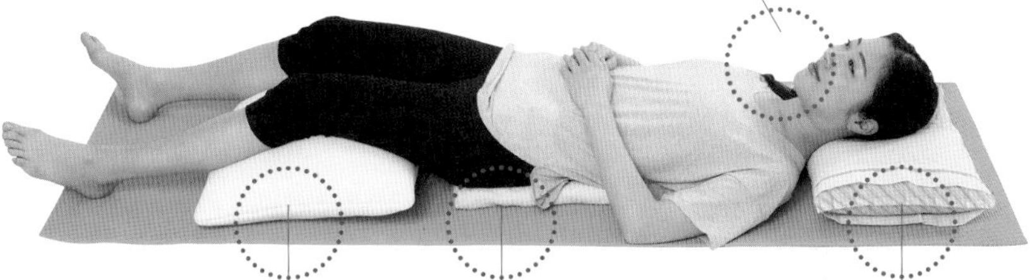

① 仰躺於墊上，在脖子、腰部及膝蓋下墊枕頭。

② 用鼻子緩緩呼吸 3 分鐘左右。感受額頭、肚子釋放力道，放鬆下來的感覺。

▼ 新見醫師的建議 ▼

有時在放射線治療或服用抗癌藥物後會出現倦怠感，提不起勁來做任何事情。這種時候好好休息，不要勉強也是很重要的。不過要多注意的是，如果一直都不活動身體，體力會衰退，更容易感覺疲倦。

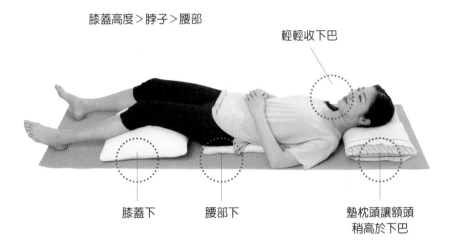

5 心情低落及憂鬱時做 扭轉式

推薦這個可以轉換心情的簡單體式。一邊扭轉身體，一邊想像著把負面情緒連同呼吸一起吐乾淨。

① 採側坐姿勢，讓右腳自然往右放，在身體左側墊 2～3 顆枕頭。

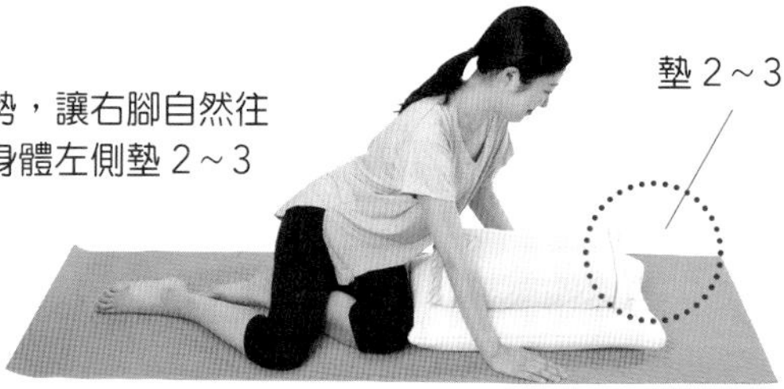
墊 2～3 顆枕頭

② 上半身往左扭轉，從鼻子吸氣，然後一邊吐氣一邊放鬆力道，讓上半身完全靠在枕頭上，並做 3 次深呼吸。接著慢慢坐起來。

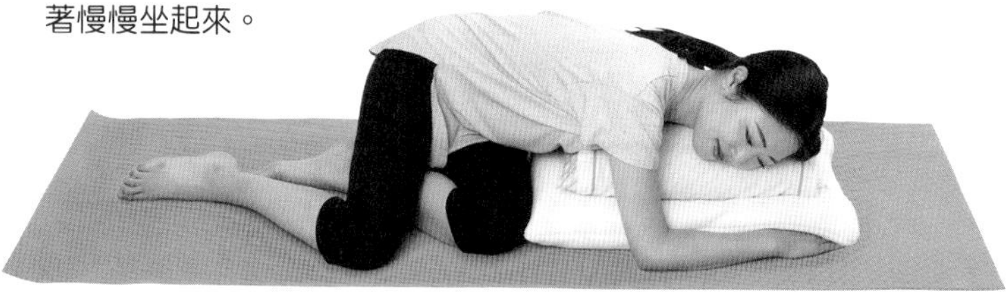
想像把負面情緒跟著
呼吸一起吐出去

※ 右側也重複相同步驟 。

▼ 新見醫師的建議 ▼

你曾有過焦躁不安時，大喊出聲就會覺得心情舒暢的經驗嗎？把情緒吐出來就能釋放壓力。癌症患者內心往往十分焦慮，只要想像著把那股焦慮感吐出來，心情也會變得比較輕鬆。

6 焦躁不安或感到憤怒時做 蜜蜂呼吸法

人在焦躁不安時，會很在意眼睛或耳朵接收到的各種刺激。這個體式能夠讓意識聚焦在自己的內心，讓心平靜下來。

哼鳴出像蜜蜂振翅飛翔時的聲音

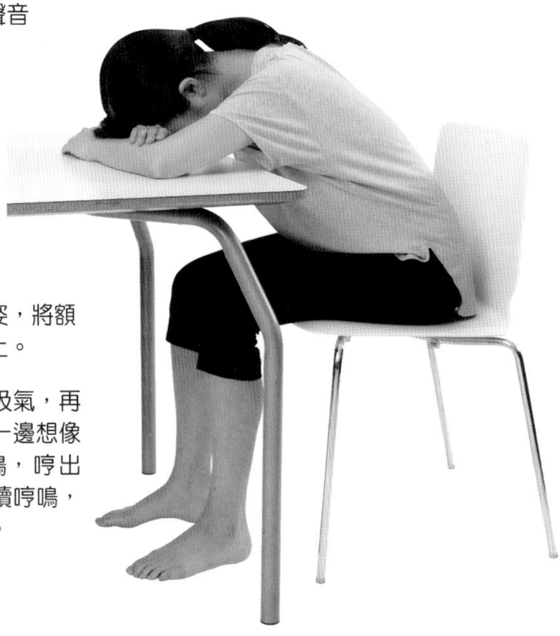

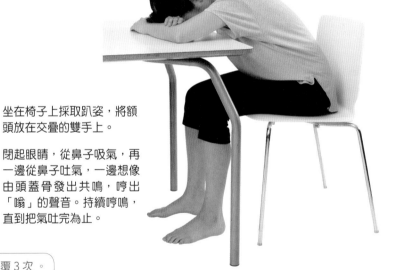

① 坐在椅子上採取趴姿，將額頭放在交疊的雙手上。

② 閉起眼睛，從鼻子吸氣，再一邊從鼻子吐氣，一邊想像由頭蓋骨發出共鳴，哼出「嗡」的聲音。持續哼鳴，直到把氣吐完為止。

※ 反覆 3 次。

▼ 新見醫師的建議 ▼

有研究報告指出，如蜜蜂振翅的「嗡」聲震動會傳到頭蓋骨，再充滿整個大腦。如此一來，能增加放鬆時出現的 α 波，抑制大腦的亢奮。

7 腦中充斥負面想法時做 倒數式

悲觀時試著倒數看看吧！你會發現其實沒有必要過度恐懼，時間還是以一樣緩慢的速度在流逝。

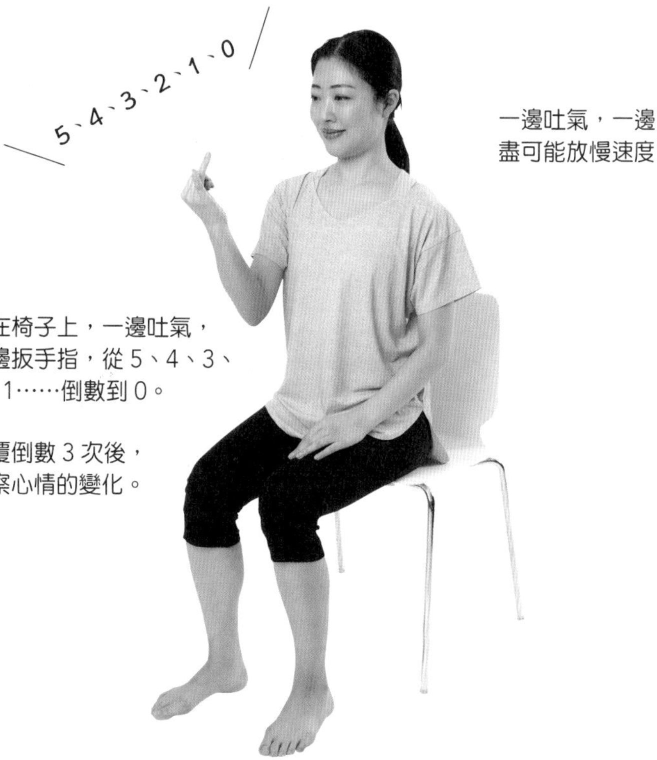

① 坐在椅子上，一邊吐氣，一邊扳手指，從 5、4、3、2、1……倒數到 0。

② 反覆倒數 3 次後，觀察心情的變化。

▼ 新見醫師的建議 ▼

一旦發生自己不樂見的事，就覺得好像會永遠持續下去，受到悲慘的情緒侵襲。如果無法擺脫那樣的情緒，內心將會變得愈來愈悲觀。試著稍微暫停一下，把意識轉移到其他地方吧！

8 躺上床卻難以入睡時做 穩定骨盆式

採取輕鬆側躺的姿勢，用枕頭把頭稍微墊高些，雙腿之間墊顆較厚的枕頭，並把毛巾墊在手臂下支撐著，只要能讓身體保持穩定即可。

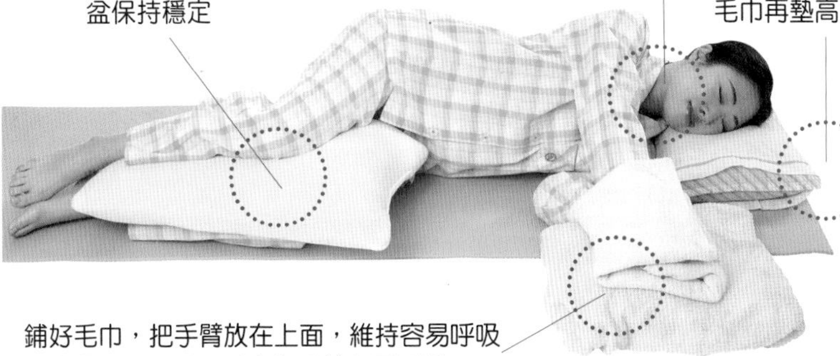
在膝蓋之間夾顆枕頭，讓骨盆保持穩定
輕輕收起下巴
墊稍微高一點的枕頭，也可以用毛巾再墊高些
鋪好毛巾，把手臂放在上面，維持容易呼吸的姿勢。也可以用毛巾輕柔地包覆手臂

① 左肩朝下側躺，頭靠在枕頭上。雙手放在疊好的毛巾上，再用毛巾包覆起來。雙腿輕輕彎曲，在膝蓋之間夾顆枕頭。

② 輕輕收起下巴，閉上眼睛，感覺呼吸時輕緩的氣息。直接睡著也沒關係！

※ 選擇舒適的方向側躺 。

▼ 新見醫師的建議 ▼

在癌症患者的煩惱中，最常見的就是失眠。因為遲遲無法入睡而感到焦慮，在身心緊張狀態下又更睡不著，於是陷入惡性循環。此時請不要著急，試著慢慢地放鬆下來吧！

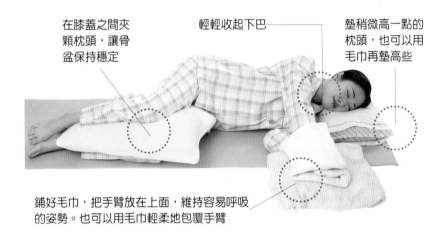

9 半夜醒來無法再入睡時做 伸懶腰式

睡不著的原因之一，就是身體處於緊張狀態。想緩解緊張，可以先用力伸懶腰，再翻個身試試看。

① 從鼻子緩緩吸氣，雙手輕輕彎曲，然後朝斜上方伸展，雙腿也向下伸展。

緩緩吸氣

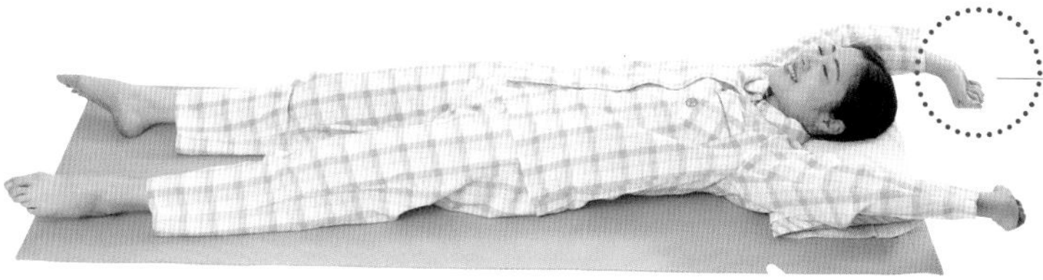

不需要完全向上伸直

再大口吐氣

② 一邊大口吐氣，一邊放鬆力氣。重複這個動作 3～4 次。

③ 放下雙手，雙腿回到原位，然後翻身繼續睡。

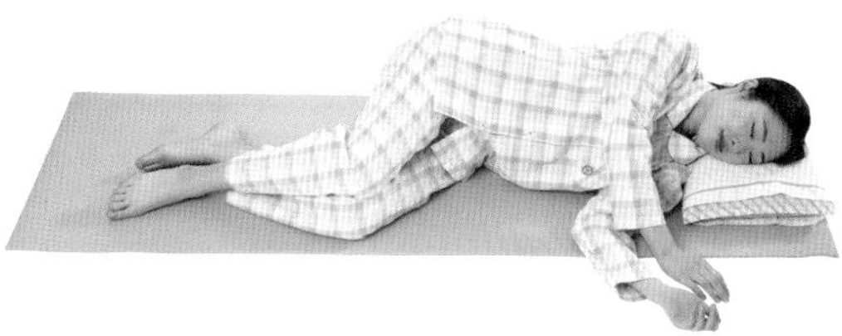

▼ 新見醫師的建議 ▼

半夜醒來好幾次，且之後無法再入睡，即是「睡眠間斷」。如果對於睡眠太過堅持，認為「一定要睡著」，反而會更難入睡。瑜伽屬於適度運動，有助於改善睡眠品質。

10 治療前維持肌力做 大腿後側式

這是一邊吐氣、一邊緩緩伸展大腿後側的體式。由於缺乏運動會導致大腿後側僵硬，因此請在能力範圍內伸展即可。

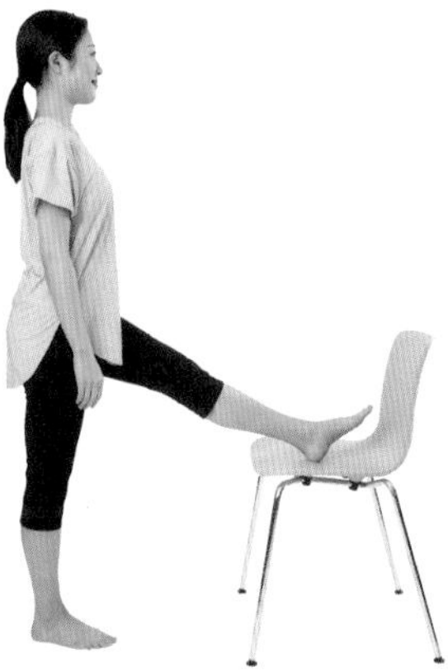

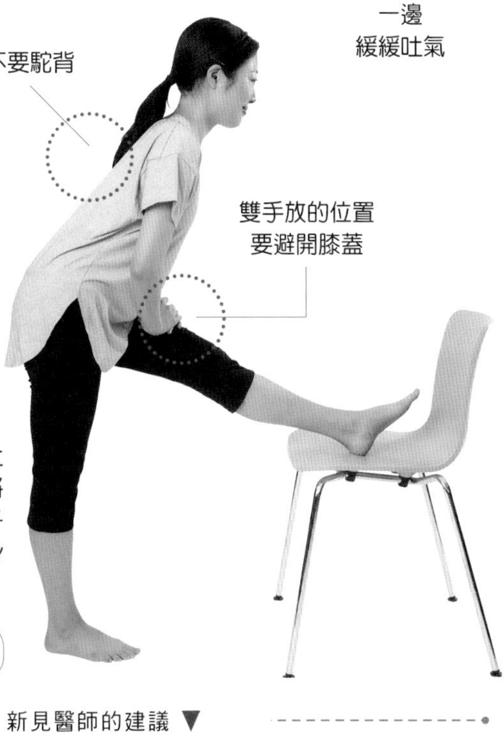
不要駝背
一邊
緩緩吐氣
雙手放的位置
要避開膝蓋

① 單腳伸直
放在椅子上。

② 從鼻子吸氣，然後一邊吐氣一邊從髖關節開始，將上半身向前傾。再從鼻子一邊吸氣，一邊讓上半身回到原位。重複 3 次。

※ 另一隻腳也重複相同步驟 。

▼ 新見醫師的建議 ▼

據說持續臥床一週，肌力會下降 15％。腿部肌力一旦下降，將難以長距離步行，活動量會顯著減少，導致體力每況愈下。治療前請盡量維持或提升體力和肌力。

11 治療中維持體力時做 椅子式

從椅子上站起時，會覺得難受的人要當心了！不妨練習負擔較輕的起立方式，以預防久坐所造成的體力及肌力衰退。

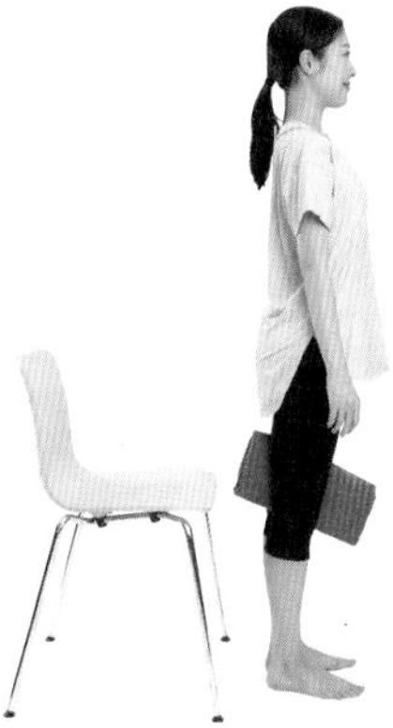

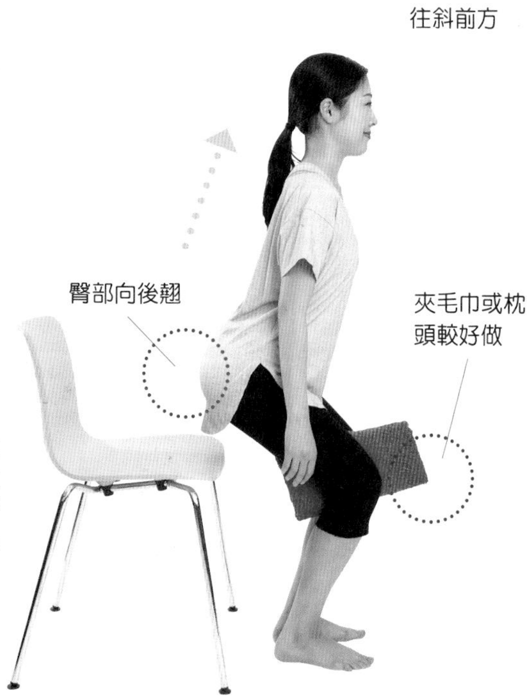

① 在雙膝間夾好毛巾，坐在椅子上。

② 一邊從鼻子緩緩吸氣，一邊往斜前方從椅子上站起來。接著一邊緩緩吐氣，一邊坐下。

※ 反覆進行 5 次。

▼ 新見醫師的建議 ▼

澳洲有項長達 7 年的研究，針對 8800 人進行追蹤調查，結果顯示，每天坐著看電視 4 小時以上的人，總死亡風險比未滿 2 小時的人高出 1.46 倍。因為疲勞而整天坐著，並不是一個良好的生活習慣。

12 治療後復健時做 抬腿式

把腿抬高是很好的運動。舒適地伸展髖關節，並輪流交替左右腳，也能強化身體的平衡力。

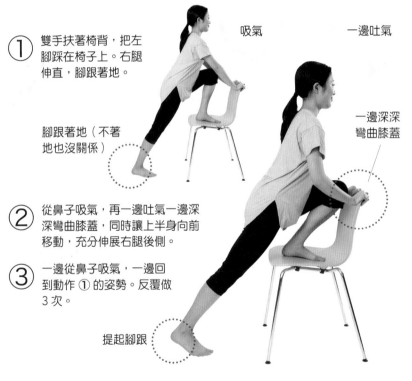

① 雙手扶著椅背，把左腳踩在椅子上。右腿伸直，腳跟著地。

② 從鼻子吸氣，再一邊吐氣一邊深深彎曲膝蓋，同時讓上半身向前移動，充分伸展右腿後側。

③ 一邊從鼻子吸氣，一邊回到動作 ① 的姿勢。反覆做 3 次。

▼ 新見醫師的建議 ▼

治療後盡快開始復健是很重要的事，不僅癌症治療如此，所有治療都是。目前已知早期進行復健有助於加快復原的速度、縮短住院的天數。在治療後，若已經恢復體力，就盡快開始復健吧！

13 感覺腰腿無力時做 椅子深蹲

深蹲可以增強腿部肌力。若扶著椅子進行，可以在減輕負荷的同時，達到鍛鍊腿部肌肉的效果。

吸氣

一邊吐氣

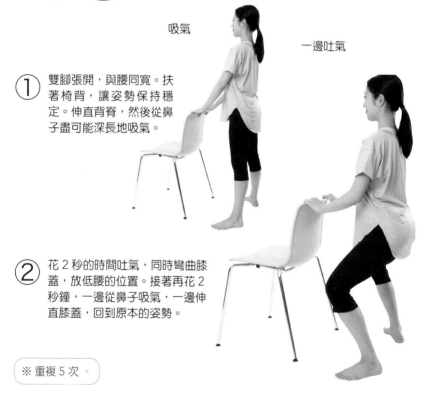

① 雙腳張開，與腰同寬。扶著椅背，讓姿勢保持穩定。伸直背脊，然後從鼻子盡可能深長地吸氣。

② 花 2 秒的時間吐氣，同時彎曲膝蓋，放低腰的位置。接著再花 2 秒鐘，一邊從鼻子吸氣，一邊伸直膝蓋，回到原本的姿勢。

※ 重複 5 次 。

▼ 新見醫師的建議 ▼

深蹲能夠刺激大腿肌肉（股四頭肌）、大腿後側的肌肉（大腿後肌）或臀部的肌肉（臀大肌），幫助鍛鍊下半身。癌症治療後，如果感覺運動量減少、腰腿衰弱時，請務必持續練習這個體式。

14 適合乳癌患者的 扶牆伏地挺身

扶牆做伏地挺身時，不是用手臂的力量去壓牆壁，而是用七成肚子的力量，加上三成手臂的力量去推牆。

① 站在距離牆壁一步的地方，將掌心貼在牆上。一邊從鼻子吸氣，一邊伸直背脊。

② 一邊吐氣一邊彎曲手肘，將身體朝牆壁的方向傾斜。再一邊吸氣一邊回到原位。此時，盡量使用肚子而非手臂的力量。

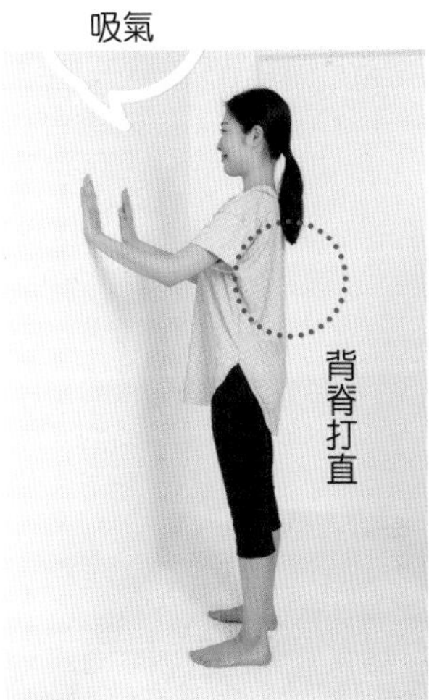
吸氣
背脊打直

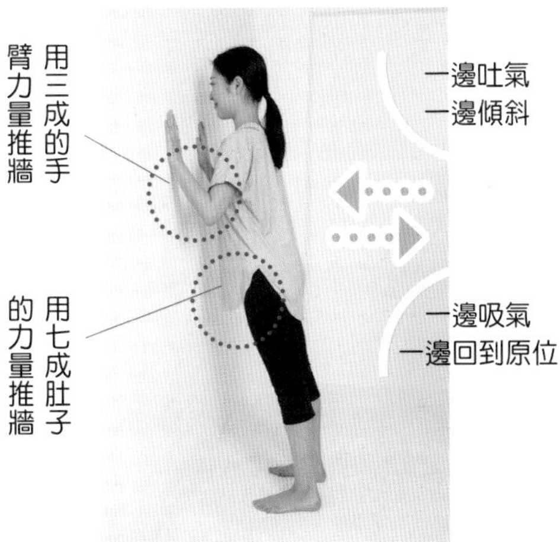
用三成的手臂力量推牆
用七成肚子的力量推牆
一邊吐氣
一邊傾斜
一邊吸氣
一邊回到原位

※重複3~5次。

▼ 新見醫師的建議 ▼

乳癌手術之後，可能會感覺到肩關節很難活動或很緊繃，手臂的肌力也會衰退。試著慢慢把肌力練回來吧！研究發現，每週進行約1小時左右的運動，能讓乳癌復發機率減少約25%。

15 適合乳癌患者的 張開雙臂式

身體的柔軟度每天都在改變，只要覺得「今天做到這裡就差不多了」即可，請在自己感到舒服的範圍內進行，不要刻意勉強。

① 坐在椅子上，將手指朝著天花板的方向，雙肘向中間靠近，抬高到肩膀的高度。

② 一邊從鼻子吸氣，一邊將手肘往兩側張開。再一邊吐氣一邊回到原位。

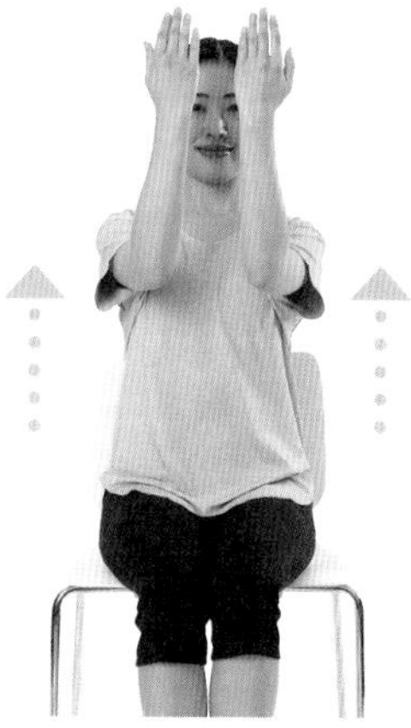

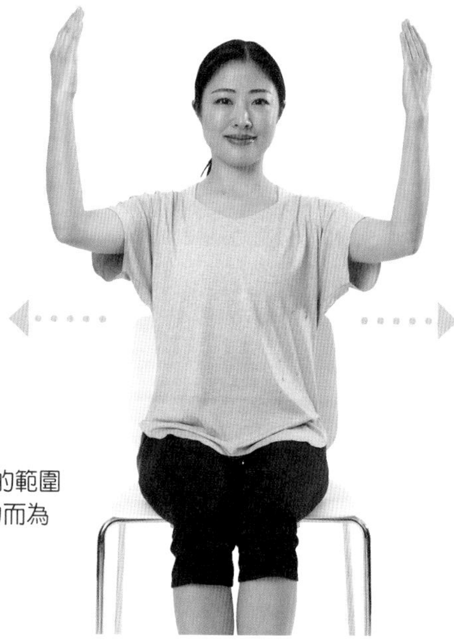

在舒服的範圍內量力而為

※ 重複 5 次 。

▼ 新見醫師的建議 ▼

不少乳癌患者會擔心淋巴水腫。若讓手臂過度負荷，會提高淋巴水腫的風險，但藉由輕度運動維持肌肉量，則有助於預防淋巴水腫。

第6章

練習瑜伽後，心情變輕鬆、疼痛減輕了！來自患者的經驗談

經驗談❶

從發現罹癌開始都處於緊繃狀態，如今已能坦然接受自己

小山紀枝 女士
53歲

我在距今十二年前，發現右胸有二．五公分的腫瘤，腋下的淋巴結還有十處轉移。雖然被告知有很高的復發機率時，我並沒有太過驚嚇，但自從在治療期間出現副作用，導致手指麻痺無法扣釦子、按不好電腦鍵盤、手臂很難舉起來後，我就很氣自己，為什麼無法再像以前那樣工作或做家事。

直到遇見了瑜伽，老師說：「量力而為即可，不用太努力。」

我才發現自己原來從宣告患病的那一刻起，始終太努力而處於緊繃狀態。感覺內心的包袱一下子變輕許多。瑜伽課成為生活中很寶貴的時間，它教會我坦然地接受當下的自己。

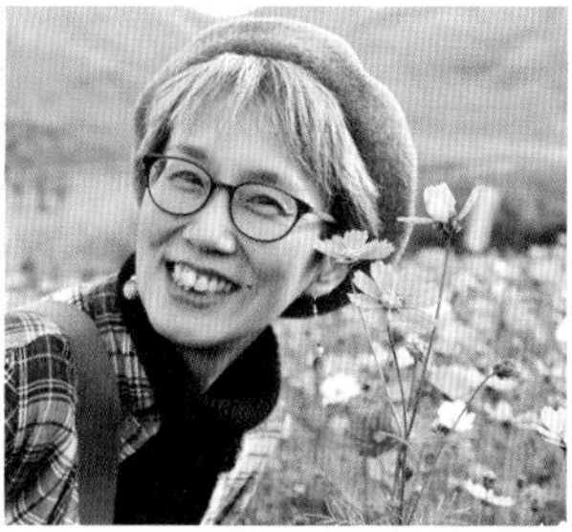

不與他人比較、不勉強自己，尋找自己感覺舒適之處，就是瑜伽的優點。

經驗談❷

開始原諒罹癌的自己，以平靜的心情享受每一天

清水八惠 女士
47歲

我在二十九歲時接受子宮頸癌手術，之後有五年左右都因為後遺症所造成的腸阻塞而反覆住院，最後好不容易才擺脫癌症。不過不知道為什麼，我的心情始終不樂觀。相較於罹癌前認真工作的我，我總會心想自己究竟哪裡做錯了，而且愈想愈沮喪。

「不要完全依賴醫院，自己也來做點什麼吧！」出於這樣的心態，我開始嘗試瑜伽。**每次做瑜伽時，我就感覺緊繃的情緒獲得釋放。幾次下來，我漸漸能夠原諒罹癌的自己，內心沉重的陰影也逐漸散去。**

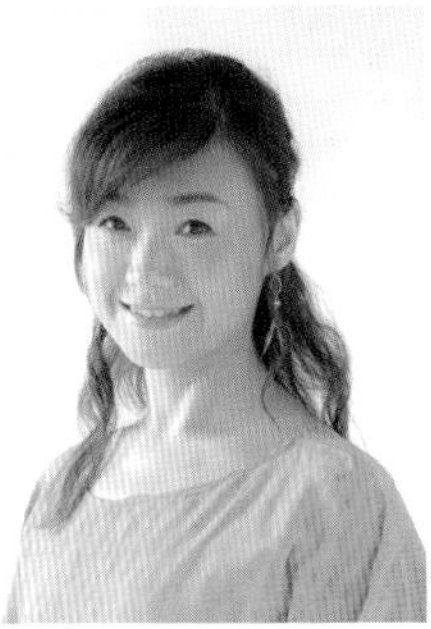

內心焦慮不安時，都靠瑜伽穩定情緒。

現在雖然因為左腿淋巴水腫，需要穿彈性絲襪，但幸虧有做瑜伽，才能以平靜的心情享受每一天。

經驗談③

練習瑜伽是為了減輕副作用，不但症狀減緩，身體也不痛了！

山崎航
先生
38歲

二〇一五年時，我在公司的健康檢查中發現異常，肝臟與肺臟有罕見的上皮樣血管內皮瘤，隔年更轉移到了肋骨。

在那之前，我就開始出現背痛、呼吸困難、身體疲勞等症狀，可能就是癌症造成的吧！我得知原因後稍微鬆了一口氣，但周圍的人似乎因為這是一種尚未確立標準治療方法的疾病，所以感到很焦慮。

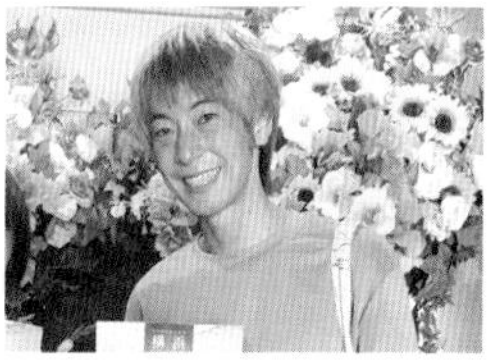

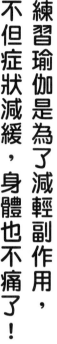

瑜伽不僅在治療期間帶來幫助，出院後仍有助於減輕日常壓力。

我因為肋膜黏連需住院治療一個月，之後一直到現在都在服用抗癌藥物，並配合症狀調整成不會妨礙日常生活的劑量。不過還是有一些令人困擾的副作用，例如慢性的噁心嘔吐、倦怠感、腹瀉、痙攣、頭痛、記憶力或專注力衰退、頭髮脫色、皮膚發炎等。最初會開始做瑜伽，是因為醫師建議我做一些輕度運動，可以幫助減輕副作用。加上我認識的人是瑜伽老師，便決定試試看。

瑜伽通常是以加深呼吸為目的，但由於我的肺功能衰退，呼吸愈深愈難受，因此將目的從呼吸改為放鬆身體。瑜伽的動作和緩，最適合出院後正在追蹤觀察的身體。

身體狀況穩定後，我除了定期去瑜伽教室，也會在家邊看教材邊練習。在那之前，每次我咳嗽或打噴嚏，治療部位都會很痛，但做瑜伽一到兩個月後，疼痛就減輕了，也開始能平穩地呼吸，實際感受到瑜伽的好處。**只要把意識專注在自己身上，就更容易注意到身體的異狀，我認為這也是瑜伽的好處之一。**

最令人開心的是，做瑜伽不需要花大錢。習慣瑜伽以後，不用煩惱場所或時間，自己在家也可以進行。尤其治療期間無法隨心所欲活動身體，也會擔憂是否能繼續工作，因此能控制多餘的花費，我想也是一種精神上的救贖。

經驗談❹

想著「做我能做的事」而開始嘗試瑜伽，結果不僅走路變輕鬆，外出也更容易了！

村岡大吉 先生
86 歲（化名）

二〇一三年時，我因為臉頰上長出東西，去檢查才發現是一種緩慢生長的惡性淋巴瘤，診斷出來是黏膜相關淋巴組織淋巴瘤。醫師宣告：「你是高齡人士，因此無法治療。」原先預定跟女兒與女婿一起去夏威夷旅行，醫師也說：「請儘管去吧。」聽完這番話以後，我沮喪地心想「原來我來日不多了」。

從夏威夷回來以後，雖然精神好了一點，但心裡的陰影還是揮之不去。這時女兒推薦我做的就是瑜伽。瑜伽有很多種體式，但我只做深呼吸與深蹲而已。原本走路步履蹣跚的我，過了一陣子以後，不知是否因為腰腿變壯了，走路變得比較輕鬆，還能隨意出門購買我最愛的賽馬券。

瑜伽可以在家輕鬆進行，也能夠轉換心情。我認為，不能一直想著自己「做不到」，重要的是要「做我能做的事」。

第7章

關於抗癌瑜伽，QA大解答！

Q&A

Q&A

Q1 在什麼情況下，不能做抗癌瑜伽呢？

若主治醫師說禁止做運動時，當然不能做瑜伽。**不僅是瑜伽而已，在骨折或出現癌症骨轉移時，拉伸身體也有可能嚴重受傷。**

此外，在切除腋下淋巴結後出現淋巴水腫（手臂腫脹）的情況下，用手撐在地上的體式會對手臂造成過度負擔，因此請盡量避免。

即使沒有遭到禁止，最好也先向主治醫師確認，自己可以運動到什麼程度。

（新倉直樹）

Q2 抗癌瑜伽要在何種環境下進行比較好？

如果目的是鎮定情緒、消除疲勞，不妨選擇安靜且光線昏暗的環境。假如要放背景音樂，請選擇注意力不會被音樂吸走的曲子。若對於孤獨感或與世隔絕的感覺很困擾時，參加和他人一起運動的瑜伽課程，或許也是不錯的選擇。

不過，如果是有使用類固醇等免疫抑制劑的患者，由於有感染風險，不妨利用線上瑜伽教學等方式，獨自一人進行較安心。

（岡孝和）

Q3 穿什麼樣的服裝進行抗癌瑜伽較好？需要瑜伽墊嗎？

如果穿著漂亮的瑜伽服會比較有動力時，可以穿瑜伽服，或是穿現有的運動服或T恤也無妨。**以容易活動且不會妨礙到體式的服裝最合適**。

沒有瑜伽墊也可以做瑜伽。只是在進行站立等體式時，容易滑倒或跌倒，比較危險。如果沒有瑜伽墊，請在腳步可以保持穩定且擺出體式時，手腳不會碰撞到周圍的空間進行。（森田幸代）

Q4 身體僵硬而做不到某些體式時，該怎麼辦呢？

身體僵硬而做不到某些體式時，只要做到能力範圍內做得到的動作即可。勉強進行有可能會傷到身體，因此一旦感覺到不適或疼痛，請立刻停止，絕對不要勉強，**要在自己做得到的範圍內，一邊照顧自己的身體，一邊完成體式**。

即使一開始無法隨心所欲地完成體式，但只要一點一點堅持下去，相信身體的僵硬程度也會逐漸降低，所以請抱著期待的心情，持之以恆即可。（森田幸代）

Q5

瑜伽一定要每天做，才有效果嗎？

每天做是最理想的，但有很多我在醫院指導過瑜伽的患者說，**每週做兩到三次也能改善失眠**。如果一心想著「每天都必須做瑜伽才行」，反而會形成壓力，這樣就本末倒置了。抱著「想做時再做即可」的輕鬆心態，我認為比較容易堅持下去。尤其是身體狀況不好的日子請不要勉強，只要在自己做得到的時候，量力而為即可。

（森田幸代）

Q6

只做自己喜歡的體式，也會有效嗎？

如果只做自己喜歡的體式，就會一直刺激到相同部位，有時可能會造成該部位的過度負擔。

不僅是瑜伽而已，在做任何伸展或體操時，做完一側的動作後，另一側也要做同樣的動作，是最基本的原則。這是為了避免只刺激同一側，因此如果可以，**還是建議盡量不要只專注於一種體式**。

（森田幸代）

Q7 身體不適時，也可以做瑜伽嗎？

身體重心不穩、感覺噁心想吐時，請不要勉強進行。在做瑜伽的過程中，一旦感覺到身體出現任何異狀，例如肌肉或關節疼痛、抽筋、耳鳴、咳嗽、胃痛或腹痛、重心不穩、身體某部位麻痺、意識模糊、頭暈腦脹等，請立刻停止。

如果身體只是稍微有點不舒服，藉由瑜伽活動身體反而是個不錯的方法，做完會感到身心舒暢。

（新倉直樹）

Q8 「抗癌瑜伽」對每一種癌症都有效嗎？

許多針對癌症與瑜伽的研究，對象都是以「乳癌患者」為主，所以我對這一題的回答是「因為幾乎沒有研究，所以我不知道」。不過，如果是能讓人放鬆心情的速度、強度與體式，有可能可以期待抗癌瑜伽改善焦慮感或抑鬱情緒的效果。

只是依據癌症的種類或期數不同，是否能夠期待效果或是否建議練習等，在判斷上也會有不同的結論，因此請先諮詢主治醫師較好。

（岡孝和）

Q9 我想學習更正統的瑜伽，可以前往附近的瑜伽教室嗎？

瑜伽不僅有「哈達瑜伽」、「阿斯坦加瑜伽」等諸多流派，還有常溫瑜伽、熱瑜伽等各種不同的類型。不妨先去一趟瑜伽教室，親自參觀或體驗看看。

如果是以較激烈的動作為主，或是要求高柔軟度的瑜伽教室，就不太建議癌症患者參加。如果不是這些類型，而是以放鬆身心為目的的教室，我認為是可以參加的。對於罹癌後感覺很孤獨的人來說，在瑜伽教室與新結交的朋友聊聊天，也是一種轉換心情的好方法吧！

只是有一件事請務必遵守，就是在開始做瑜伽前，請先詢問主治醫師能否前往瑜伽教室。如果醫師許可，記得聽從其建議，了解自己需要注意的事項。幾乎所有瑜伽教室的課程，都是為了健康者所設計的。

為了避免受傷，第一次去瑜伽教室時，請先把自身情況，包括需要定期回診、病名及主治醫師提出的注意事項等，一併告知教練。如此一來，教練應該就會安排一些較容易進行的體式，或是在轉換動作時特別叮嚀提醒。

此外，我們根據瑜伽安全性與不良事件相關研究，彙總成《對壓力相關疾病之瑜伽利用指引——患者用》[1]，並將

1 https://www.ejim.ncgg.go.jp/doc/pdf/y02.pdf
2 https://www.ejim.ncgg.go.jp/doc/pdf/y01.pdf

開始練習瑜伽前的注意事項

如果你想開始練習瑜伽，建議如下：

□ 首先，請向你的主治醫師諮詢

（1）告知對方，你想練習瑜伽。
（2）詢問醫師，自己能否做瑜伽。
（3）若醫師同意，請再詢問應該注意的事項。
（4）如果能請醫師填寫表格，會更方便。

□ 接下來，請告知瑜伽老師自己的狀況

（1）告知老師，你需要定期去醫院回診、病名，及主治醫師提出的注意事項。
（2）如果有請主治醫師填寫「主治醫師給瑜伽老師的告知事項」表格，請轉交給老師。

出處：編選自《對壓力相關疾病之瑜伽利用指引》

其中的「主治醫師給瑜伽老師的告知事項」收錄在頁一〇六。只要將這頁的內容放大影印，交由主治醫師填寫，再交給教練，就會比較方便。

假如主治醫師對瑜伽不太了解時，請將《對壓力相關疾病之瑜伽利用指引——醫療者用》[2]提供給其參考。（編按：由於上述兩份資料皆為日文，讀者若有相關需求，請直接向主治醫師詢問）

（岡孝和）

主治醫師給瑜伽老師的告知事項	年　月　日
先生／小姐　歲　□ 男性／□ 女性	

（1）病名／症狀

因為　　　　　　，所以定期在本科看診

（2）以下事項請知悉。　　□ 請在符合的項目上打勾

現在的血壓約為　　　／　　　mmHg

□（　　　　　　）出現疼痛的症狀（請填部位）

□ 有暈眩、重心不穩、站起時頭暈的情形

□ 高血壓　□青光眼　□骨質疏鬆症

（3）練習瑜伽時，請注意以下幾點：

身體方面：

精神方面：

（4）練習瑜伽時，絕對不宜做的事情　　（如果有，請列出）

（5）練習瑜伽時，可以（或目前）期待的效果　　（如果有，請列出）

醫療機構名稱：

負責醫師姓名：

聯 絡 電 話：

＊以上屬於私人資訊，請注意不要外流。

出處：編選自《對壓力相關疾病之瑜伽利用指引》

解 說 者 介 紹

※ 依刊載順序

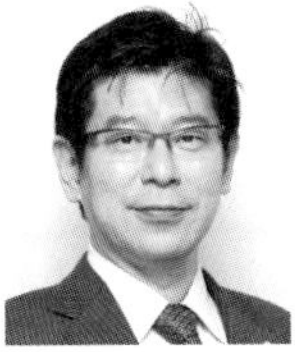

大野真司

癌症研究會有明醫院副院長暨乳房中心長

曾任美國德州大學研究員、日本國立醫院九州癌症中心乳房科部長及臨床中心長等職位，並自 2015 年起就任現職。現為日本乳癌學會認證醫師、專科醫師及指導醫師，也兼任日本乳癌學會理事、日本癌症暨生殖醫療學會理事等多職。為了提升乳癌治療成果，也積極參與臨床試驗與粉紅絲帶活動。

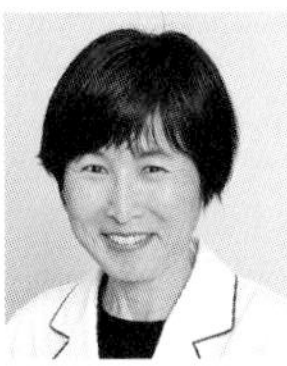

片岡明美

癌症研究會有明醫院乳房中心主任醫師

曾任職於九州大學醫院第二外科、乳房手術診所、銀座對馬瑠璃子女性生活診所、東邦大學醫療中心大森醫院乳房暨內分泌外科客座講師，2016 年起就任現職。現任日本外科學會指導醫師、日本乳癌學會指導醫師。在治療上會以患者角度出發，並針對乳癌患者在懷孕或治療後的飲食控制等問題上提供支援。

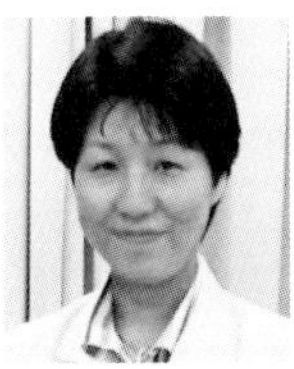

森田幸代

滋賀醫科大學醫學系附屬醫院腫瘤中心特任講師

專研精神醫學、心理腫瘤學、臨床精神藥理及緩和醫療，負責癌症患者的心理照護。最喜歡患者說過的一句話是：「就算生病了，也不要變成病人。」現任日本緩和醫療學會認證醫師、日本臨床精神神經藥理學會專科醫師暨指導醫師、日本精神神經學會專科醫師暨指導醫師。同時也是日本瑜伽療法學會認證的瑜伽治療師，長期提供患者和瑜伽有關的建議。

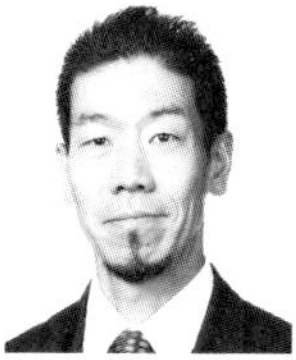

新倉直樹

東海大學醫學系外科學乳房暨內分泌外科教授

曾前往世界頂尖癌症研究機構「德州大學安德森癌症中心」留學，在美國得知瑜伽被視為輔助替代醫療後，便開始進行研究。回到日本後，以癌症患者為主，在東海大學醫院開設瑜伽教室。現任日本乳癌學會專科醫師暨指導醫師、日本外科學會專科醫師暨指導醫師，也參與許多新藥物的全球性臨床試驗。

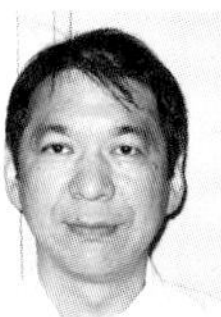

岡孝和

國際醫療福祉大學醫學系身心科學主任教授
國際醫療福祉大學成田醫院身心科部長
國際醫療福祉大學研究所醫學研究科教授

長期推動有關身心症發病機制及治療的研究，尤其致力於機能性高體溫症（心因性發燒）的研究。此外，為了達成現代醫學與身心醫學、東洋醫學的整合及實踐，也積極投入瑜伽或漢方藥物的研究。另外，也參與日本厚生勞動省的整合醫療推進事業，出任「瑜伽作為整合醫療的安全性與有效性」相關研究的代表，並負責該機構推動「整合醫療」事業（eJIM）的瑜伽佐證報告。

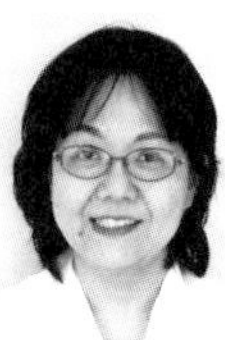

土岐惠美

札幌醫科大學醫學系復健醫學講座兼任助教

專業領域為兒童復健、淋巴水腫、義肢裝具等。根據自身練習瑜伽的經驗，推薦患者選擇「瑜伽」作為運動療法。現為復健專科醫師，也參與製作札幌醫大淋巴水腫門診與瑜伽講師共同拍攝的運動影片。

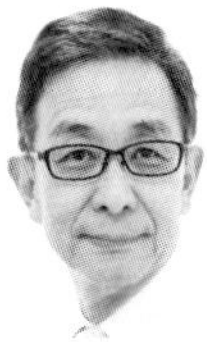

新見正則

新見正則醫院院長
櫻花女性診所醫師

曾於英國牛津大學醫學系攻讀博士課程，並取得移植免疫學醫學博士。曾任帝京大學醫學系外科講師暨副教授、醫學系博士課程指導教授。2020年開設新見正則醫院（位於東京飯田橋），是全日本第一位在帝京大學醫院開設保險診療第二意見諮詢的先驅者。長期推廣「治療需並重體質改善」理念，在中醫治療及瑜伽上也有很深的造詣。興趣是中醫研究及鐵人三項。2013年以〈歌劇與免疫調節細胞〉獲得搞笑諾貝爾醫學獎。

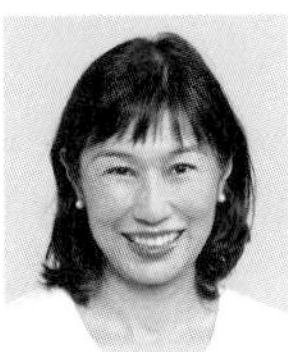

岡部朋子

抗癌瑜伽指導

日本瑜伽醫學協會代表理事

同時具有美國稅務師、公司創辦人等身分，其後開始投入瑜伽領域。2016 年成立日本瑜伽醫學協會，以推廣乳癌瑜伽為目標，2017 年成立 BCY Institute Japan，並同時兼任代表。以推廣瑜伽作為輔助醫療為目的，致力於培育瑜伽治療師。目前也是國際瑜伽治療師協會認證的瑜伽治療師，專長是樂齡瑜伽、更年期瑜伽、乳癌瑜伽等。2021 年 4 月開始，在京都大學研究所醫學研究科修讀博士後期課程。

瑜伽雖不能治癒癌症，卻能減輕副作用

我不僅鑽研西洋醫學，對東洋醫學也很有興趣，做過許多與瑜伽有關的研究。曾經有被診斷出乳癌的患者來問我：「若開始做瑜伽會比較好嗎？」並不是說罹患癌症就非得做瑜伽才行，因為瑜伽並不能夠治療癌症。不過在接受治療之後，如果想要試試看瑜伽，請務必給它一個機會。

癌症會對一直以來習慣的生活，或往後的人生帶來莫大的影響。所以當人在面對癌症時，因為焦慮、痛苦、煎熬而感到內心瀕臨崩潰，可說是理所當然的事。不過，若長期處於這種狀態下，內心會受到焦慮或痛苦所束縛，變得無法安心過日子。此外，在因癌症帶來的精神壓力之外，治療本身也有可能造成身體上的壓力。

因此，在思考罹癌後的人生時，學會如何從焦慮或痛苦的深淵中抽身，並獲得內心的平靜與減輕壓力，是很重要的事。不妨把瑜伽想成是一種為此而存在的自我控制法。除此之外，也可以聽音樂或逛美術館。原本就喜歡跳舞等運動者，等到體力恢復至一定程度後，繼續運動也很不錯。罹癌後的人生仍然是自己的人生，就像是一場馬拉松。請找到一套適合你且毫不勉強，又能持之以恆的方法，並且養成習慣。

瑜伽雖然沒有治療癌症的力量，卻可以期待一些效果，例如改善焦慮、抑鬱、失眠、倦怠感，或是減輕壓力與治療所帶來的副作用。只要這些症狀減緩了，應該就能過著更舒適的日子。希望你能將抗癌瑜伽視為一種輔助並加以活用，在罹癌後依然能過著隨心所欲的豐富生活。

岡孝和

國際醫療福祉大學醫學系身心科學主任教授

國際醫療福祉大學成田醫院身心科部長

國際醫療福祉大學研究所醫學研究科教授

健康力

抗癌瑜伽全圖解

收錄25種最適合癌友的瑜伽動作，改善癌症帶來的痛苦！

2022年9月初版　　定價：新臺幣320元

著者：
大野真司、片岡明美、森田幸代、新倉直樹
岡孝和、土岐惠美、新見正則、岡部朋子

譯者	劉格安
叢書主編	陳永芬
校對	陳佩伶
內文排版	葉若蒂
封面設計	張天薪

出版者	聯經出版事業股份有限公司
地址	新北市汐止區大同路一段369號1樓
叢書主編電話	(02)86925588轉5306
台北聯經書房	台北市新生南路三段94號
電話	(02)23620308
台中辦事處	(04)22312023
台中電子信箱	e-mail：linking2@ms42.hinet.net
郵政劃撥帳戶第0100559-3號	
郵撥電話	(02)23620308
印刷者	文聯彩色製版印刷有限公司
總經銷	聯合發行股份有限公司
發行所	新北市新店區寶橋路235巷6弄6號2樓
電話	(02)29178022

副總編輯	陳逸華
總編輯	涂豐恩
總經理	陳芝宇
社長	羅國俊
發行人	林載爵

行政院新聞局出版事業登記證局版臺業字第0130號

本書如有缺頁，破損，倒裝請寄回台北聯經書房更換。　ISBN 978-957-08-6439-7 (平裝)
聯經網址：www.linkingbooks.com.tw
電子信箱：linking@udngroup.com

GANTO TATAKAU SAIKOUNO YOGATAIZEN

Original Japanese edition published by Bunkyosha Co., Ltd., Tokyo, Japan
Traditional Chinese edition published by arrangement with Bunkyosha Co., Ltd.
through Japan Creative Agency Inc., Tokyo and KEIO CULTURAL ENTERPRIS CO.,LTD., Taipei

國家圖書館出版品預行編目資料

抗癌瑜伽全圖解：收錄25種最適合癌友的瑜伽動作，改善癌症帶來的痛苦！/大野真司等著．劉格安譯．初版．新北市．聯經．2022年9月．120面．14.8×21公分（健康力）
譯自：がんとたたかう 最高のヨガ大全
ISBN 978-957-08-6439-7（平裝）

1.CST：癌症　2.CST：瑜伽　3.CST：健康法

417.8　　111010924